教育部/中央财政支持高职院校专业发展项目
江苏省示范性高等职业院校专业建设项目
医学影像技术专业无界化教学系列教材

胸部影像检查技术

XIONGBU YINGXIANG JIANCHA JISHU

主　编　张慧丽　张益兰

副主编　徐红涛　姚立正　胡蓓蓓

本书编委

（按姓氏笔画排序）

石海峰　江苏省常州市第二人民医院
严　旭　上海麦迪逊公司山东分公司
辛立旭　江苏省盐城市第三人民医院
宋国权　中国人民解放军总医院
张慧丽　江苏医药职业学院
张益兰　江苏医药职业学院
陆凤霞　江苏省盐城市第三人民医院
杨立伟　江苏大学附属医院
郑世军　江苏省扬州市第一人民医院
郑后珍　南京市浦口区中心医院
姚立正　江苏省盐城市第三人民医院
胡蓓蓓　江苏医药职业学院
钱春野　江苏医药职业学院
徐卫炜　江苏省盐城市第三人民医院
徐红涛　江苏医药职业学院

江苏大学出版社
JIANGSU UNIVERSITY PRESS
镇　江

图书在版编目(CIP)数据

胸部影像检查技术 / 张慧丽，张益兰主编. — 镇江：江苏大学出版社，2017.10(2023.2 重印)
ISBN 978-7-5684-0525-6

Ⅰ. ①胸… Ⅱ. ①张… ②张… Ⅲ. ①胸腔疾病—影象诊断 Ⅳ. ①R560.4

中国版本图书馆 CIP 数据核字(2017)第 179560 号

胸部影像检查技术

主　　编/张慧丽　张益兰
责任编辑/王　晶　吴昌兴
出版发行/江苏大学出版社
地　　址/江苏省镇江市京口区学府路 301 号(邮编：212013)
电　　话/0511-84446464(传真)
网　　址/http://press.ujs.edu.cn
排　　版/镇江市江东印刷有限责任公司
印　　刷/江苏凤凰数码印务有限公司
开　　本/787 mm×1 092mm　1/16
印　　张/10.25
字　　数/206 千字
版　　次/2017 年 10 月第 1 版
印　　次/2023 年 2 月第 4 次印刷
书　　号/ISBN 978-7-5684-0525-6
定　　价/36.00 元

如有印装质量问题请与本社营销部联系(电话:0511-84440882)

前　言

20 世纪 70 年代以来,随着医学科学技术的飞速发展, X 线计算机断层成像(X - ray computer,X - rayCT, CT)、核磁共振成像(magnetic resonance imaging, MRI)等现代影像技术相继崛起并迅速普及。现代医学影像不仅提供丰富的组织和器官的位置与形态,而且使人们能够更全面深入地认识人体的生理、生化和病理过程。目前迫切需要熟悉和掌握医学影像技术的人才,现在大部分教材是以医学影像解剖、医学影像检查技术、医学影像诊断来设计组建,本系列教材以综合素质养成为主线,职业岗位能力为导向,将专业基础课程医学影像成像原理、X 线摄影化学及照片打印技术、放射物理与防护、质量控制概要等整合为《医学影像基础概论》;在其基础上将原有的专业课程医学影像检查技术、医学影像解剖、医学影像诊断等构建为以人体头颈、胸、腹、盆、脊柱与四肢为模块的专业核心教材:《头颈部影像检查技术》《胸部影像检查技术》《腹部影像检查技术》《盆部影像检查技术》和《脊柱与四肢影像检查技术》。本系列教材打破传统学科界限,将解剖、医学影像检查技术、医学影像诊断等学科知识精简优化、有机组合;重点放在各种影像检查技术操作及正常影像的解读,突出其应用性。

《胸部影像检查技术》主要讲述胸部的相关解剖(本部位的系统解剖和典型影像解剖),医学影像检查技术(X 线、CT、MRI、超声),常见病和多发病的影像诊断和鉴别诊断。本教材由张慧丽、张益兰、钱春野、徐红涛、石海峰、严旭、杨立伟、辛立旭、宋国权、陆凤霞、郑世军等老师参与编写,在此谨向参编人员以及所有支持、帮助、指导本书编写的同志们表示由衷的感谢。

本书可作为高职高专影像技术专业的教学用书或者教学参考用书,也可供医学影像专业的研究工作者和医疗工作者参考。由于编者水平有限,疏漏在所难免,诚望广大读者批评指正。

编　者

2017 年 7 月

目录

项目一

胸部医学影像检查相关解剖

学习目标

1. 充分了解呼吸系统与循环系统的重要脏器结构及其生理功能；
2. 能够熟练地在 X 线平片、CT、MRI 照片和超声声像图上识别重要脏器；
3. 熟悉纵隔的解剖结构，并能够熟练对纵隔进行分区。

胸部是躯干的一部分，位于颈部和腹部之间，两侧与上肢相连接。胸部由胸壁、胸腔及其内部的脏器组成（图 1-1-1）。胸壁以胸廓作为支架，表面覆盖着皮肤、筋膜和骨骼肌。胸壁和膈围成胸腔，胸腔内有心、肺、气管、食管、大血管和神经等结构。胸膜和胸膜腔是呼吸的辅助装置。

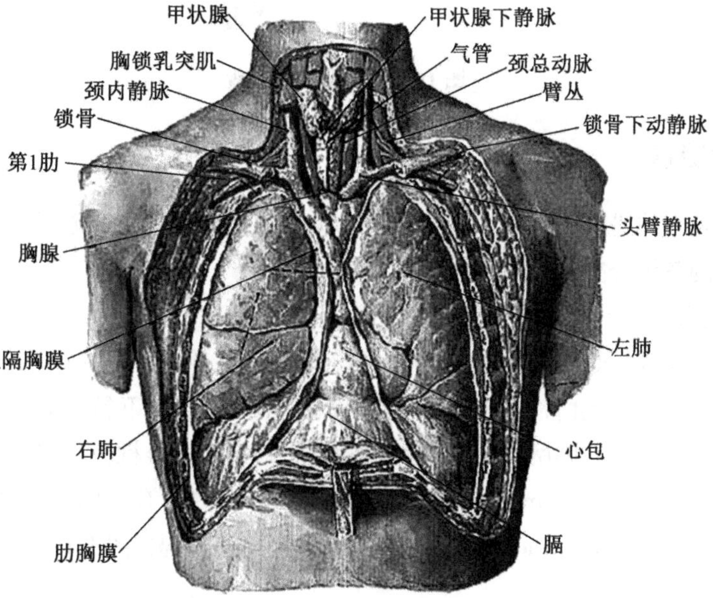

图 1-1-1　肺、心包和胸膜（前面观）

任务1　呼吸系统的解剖

呼吸道和肺是构成呼吸系统的主要器官（图 1-1-2）。呼吸道是运输气体的管道，包括鼻、咽、喉、气管和各级支气管。肺是进行气体交换的场所，由肺实质和肺间质组成。

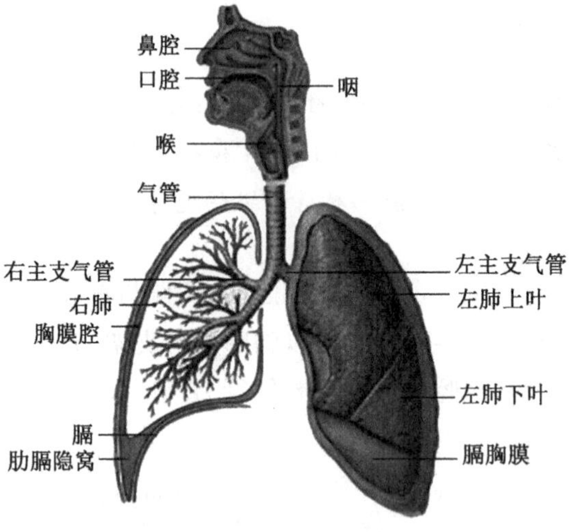

图 1-1-2　呼吸系统概观

一、呼吸道

呼吸道是气体进出肺的通道，临床上将鼻、咽、喉称为上呼吸道，将气管、主支气管及其在肺内的各级分支称为下呼吸道。

（一）气管

气管和主支气管是连接喉和肺之间的管道（图 1-1-3）。气管（trachea）为后壁略扁平的圆筒形管道，位于食管前方，上接环状软骨，经颈部正中下行入胸腔。根据气管的行程与位置，可分为颈、胸两部，在胸骨角平面（平对第 4 胸椎椎体下缘）分为左、右主支气管，分叉处称气管杈（bifurcation of trachea）。气管杈内面有一向上凸的纵嵴，呈半月形，称气管隆嵴（carina of trachea），是支气管镜检的定位标志（图 1-1-4）。

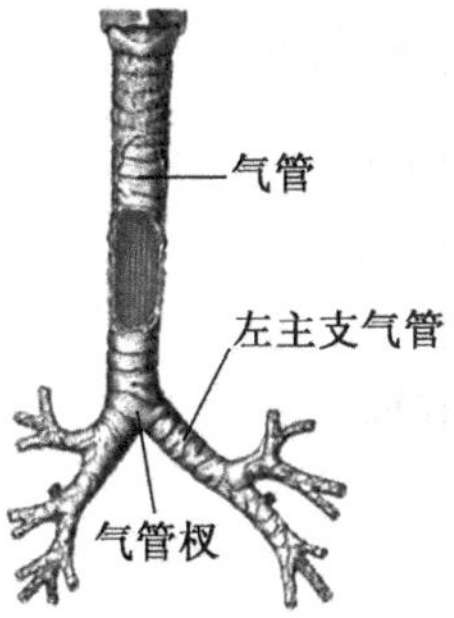

图 1-1-3 气管和主支气管

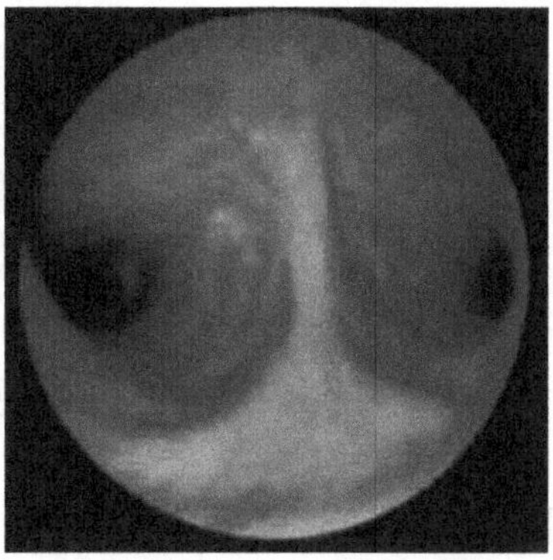

图 1-1-4 气管隆嵴(纤支镜照)

气管由 16 ~20 个“C”形的软骨环及连接各环之间的结缔组织和平滑肌构成,气管内面衬以黏膜。气管的后壁缺少软骨,由纤维组织膜封闭,称膜壁。环状软骨可作为向下检查气管软骨环的标志,气管切开术通常在第 3 ~5 气管软骨环处进行。

(二) 主支气管

支气管(bronchi)是指由气管分出的各级分支,由气管分出的一级支气管,即左、右主支气管(图 1-1-5)。右主支气管平均长 1.9 ~2.6 cm,外径 1.2 ~1.5 cm,与气管中线的延长线形成22° ~25°的夹角。左主支气管平均长4.5 ~5.2 cm,外径0.9 ~1.4 cm,与气管中线的延长线形成 35° ~36°的夹角。

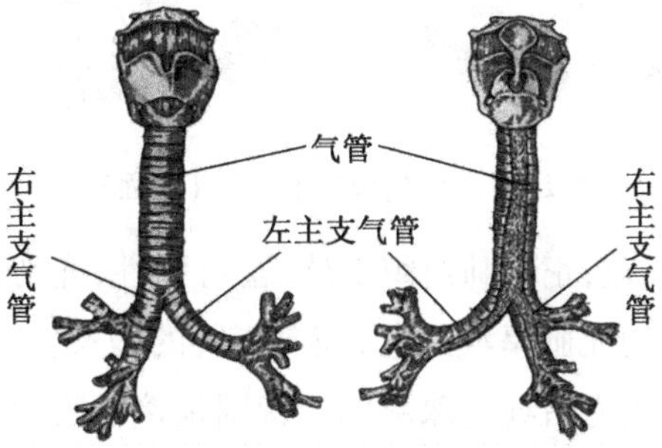

图 1-1-5 左、右主支气管结构差异(模式图)

左主支气管与右主支气管相比较,前者较细长,走向倾斜;后者较粗短,走向较前者略直,所以经气管坠入的异物多进入右主支气管。气管和主支气管的管壁由内向外依次为黏膜、黏膜下层和外膜(图 1-1-6)。其中黏膜层由上皮和固有层组成。上皮为假复层纤毛柱状上皮,纤毛有节律地向咽部方向摆动,将分泌物、尘埃、病菌等异物推向咽部而被咳出。

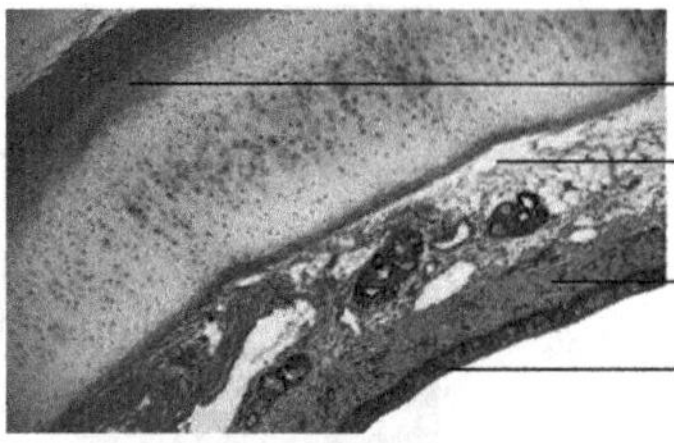

图 1-1-6　气管管壁组织学结构(光镜)

二、肺

(一) 肺的位置和外形

肺(lungs)位于胸腔内,分左肺和右肺。左、右两肺位于膈的上方和纵隔的两侧。由于膈的右侧较左侧为高,以及心脏位置偏左,故右肺较宽短,左肺较狭长(图 1-1-7)。

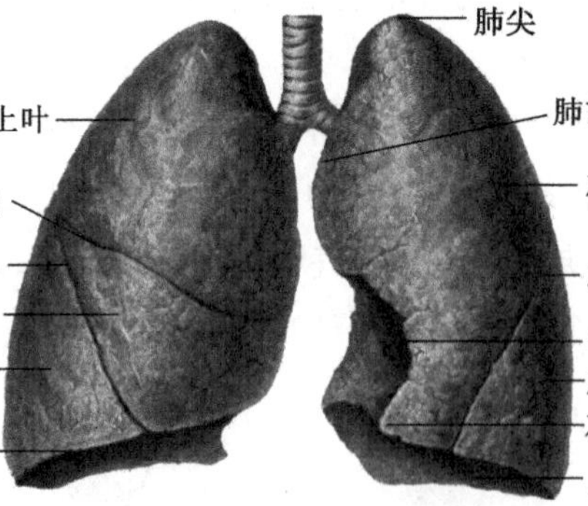

图 1-1-7　肺的外形和分叶(前面观)

肺表面为脏胸膜所覆盖,正常肺组织柔软,富有弹性,光滑润泽。肺的颜色随年龄、职业的不同而有所不同,幼儿肺呈淡红色,随着年龄的增长,空气中的尘埃、炭末等颗粒吸入肺内,肺的颜色逐步变为暗红或深灰色。特别是接触粉尘较多的工种,部分工作人员的肺可呈棕黑色或全部呈红黑色。

肺形似圆锥状,有一尖、一底、两面和三缘(图 1-1-7)。肺尖圆钝,经胸廓上口突至颈部,超出锁骨内侧 1/3 段上方 2.5 cm。肺底又称膈面,稍向上凹,肋面面积较大而圆凸,邻接肋和肋间肌。内侧面亦称纵隔面,此面的中部有一长圆形的凹陷,称肺门,有支气管、肺动脉、肺静脉、支气管动脉、支气管静脉、淋巴管和神经进出。这些进出肺门的结构,有结缔组织包绕,构成肺根。肺根内各结构的排列自前向后依次为肺静脉、肺动脉、支气管;自上而下,左肺根内各结构的排列为肺动脉、支气管、肺静脉(图 1-1-8),右肺根内各结构的排列为支气管、肺动脉、肺静脉(图 1-1-8)。肺门附近有支气管肺淋巴结(肺门淋巴结)。

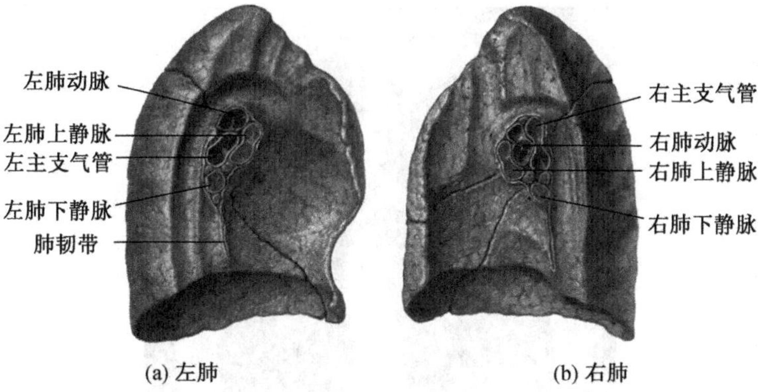

图 1-1-8　肺内侧面

肺的前缘薄锐，左肺前缘下分有左肺心切迹，切迹下方的舌状突出部称左肺小舌（图 1-1-7）。肺的下缘也较锐，伸入膈与胸壁之间的肋膈隐窝内。肺的后缘圆钝。两侧肺门的前下方均有心压迹，左肺尤为明显。

左肺由斜裂分为上、下两叶，此裂自后上斜向前下，分割到内侧面。右肺除斜裂外，尚有右肺副裂，为一短的水平裂，此裂起自斜裂的后部，水平向前达右肺的内侧面。右肺由斜裂和右肺副裂划分为上叶、中叶和下叶（图 1-1-7）。一方面肺叶之间可有融合现象，另一方面左肺有时可见 3 叶，右肺可见 5 叶。临床上的肺叶切除常用于局限在某一肺叶的疾患，而且该叶的支气管有足够的安全切除部分。

（二）肺的组织结构

肺组织分实质和间质两部分。实质即肺内各级支气管和肺泡，分为导气部和呼吸部；间质为结缔组织及血管、淋巴管和神经等。

1．导气部

导气部是主支气管经肺门入肺后反复分支所形成的各级支气管，依次为肺叶支气管、肺段支气管、小支气管、细支气管和终末细支气管，形如树冠，称支气管树（bronchial tree）（图 1-1-9，图 1-1-10）。肺导气部只能传送气体，不能进行气体交换。随着支气管的反复分支，管径逐渐变细，管壁变薄，其结构也逐渐变化。直径小于 1 mm 的细支气管及其各级分支和所属的肺组织，称肺小叶。透过脏胸膜可见许多多边形的小区，即肺小叶的轮廓。肺小叶的炎症称小叶性肺炎。

2．呼吸部

呼吸部是终末细支气管以下的各级分支直至肺泡，包括呼吸性细支气管、肺泡管、肺泡囊和肺泡（图 1-1-10）。肺泡（pulmonary alveoli）为多面形薄壁囊泡，大小不等，成人的每个肺有 3 亿 ~4 亿个肺泡，总面积达 70 ~ 80 m^2。肺泡具有气体交换功能。

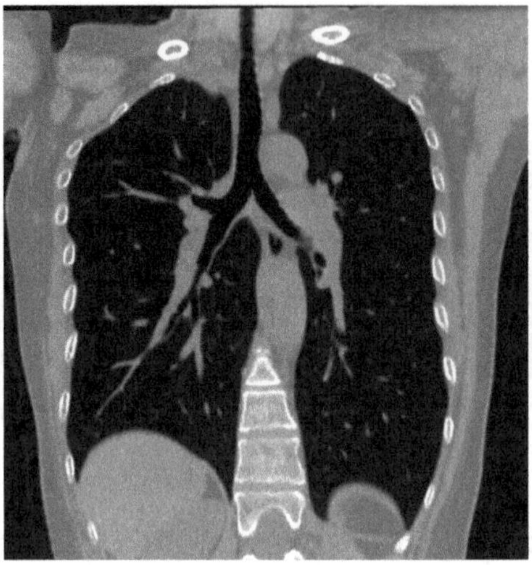

图 1-1-9　CT 扫描显示支气管树

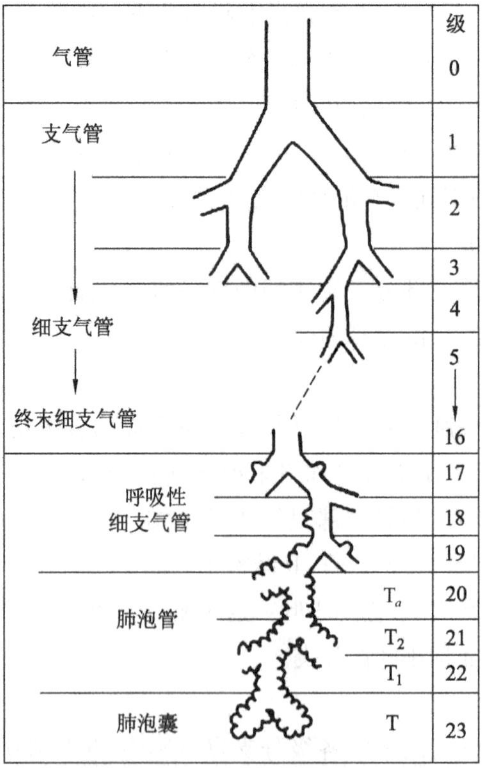

图 1-1-10　支气管分支结构示意图

（三）支气管肺段

段支气管为支气管的第三级分支，我们将每一段支气管及其分支和所属的肺组织，合称为支气管肺段(bronchopulmonary segments)。每一肺段有一个肺段支气管分布。肺动脉分支与支气管的分支相伴行进入肺段,肺静脉的属支则位于两肺段之间。相邻的肺段之间还有少许疏松结缔组织相分隔。各肺段略呈圆锥形,尖端朝向肺门,底部达肺表面。当肺段支气管阻塞时,此段的空气出入被阻。以上说明肺段的结构和功能有相对的独立性。根据这些特点,临床上可作定位诊断,如确定病变局限在某肺段之内,就可仅作该肺段的切除,使手术局限化。

按照肺段支气管的分支、分布,通常将右肺分为10个肺段,即上叶分3段,中叶分2段,下叶分5段(图1-1-11)。左肺分为9个肺段,上叶的尖段和后段合为尖后段;上、下舌段分别与右肺中叶的外侧段、内侧段相当,其余与右肺相同。有时左肺下叶的内侧底段和前底段也合为一个支气管肺段,称为前内底段。因此,左肺也可分为8个肺段。

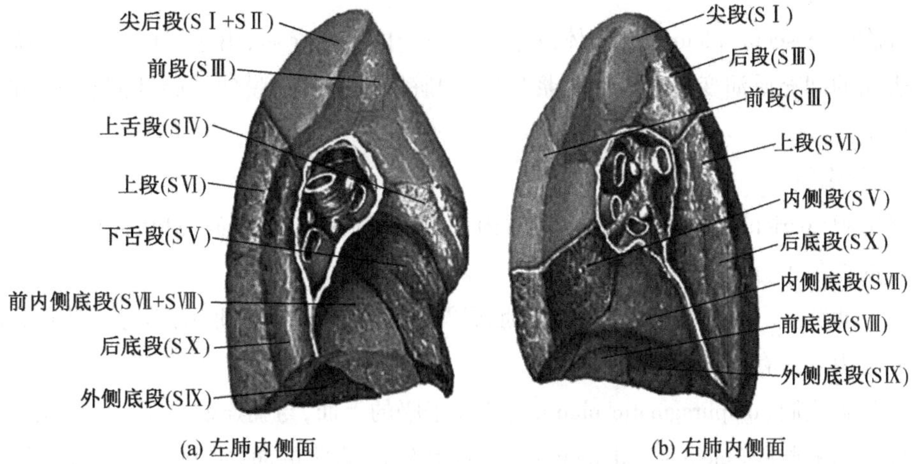

图1-1-11 支气管肺段模式图

(四) 胸膜和胸膜腔

胸膜(pleura)是覆盖在肺表面、胸廓内面、膈上面及纵隔侧面的一薄层浆膜,可分为脏胸膜与壁胸膜两部。脏胸膜被覆于肺的表面,与肺紧密结合而不能分离,并伸入肺叶间裂内。壁胸膜贴附于胸壁内面、膈上面和纵隔表面。脏胸膜与壁胸膜在肺根处相互移行,脏胸膜与壁胸膜之间是一个封闭的潜在性浆膜囊腔隙,即胸膜腔(pleural cavity),内有少量浆液,可减少呼吸时的摩擦。由于纵隔的分隔,左、右浆膜囊是独立的,故左、右胸膜腔互不相通(图1-1-12)。

无论是吸气还是呼气,胸膜腔内的压力总是低于外界大气压,故称负压。由于胸膜腔内是负压,脏胸膜与壁胸膜相互贴附在一起,所以胸膜腔实际上是两个潜在的腔隙,在积气或积液时才形成明显的腔隙。

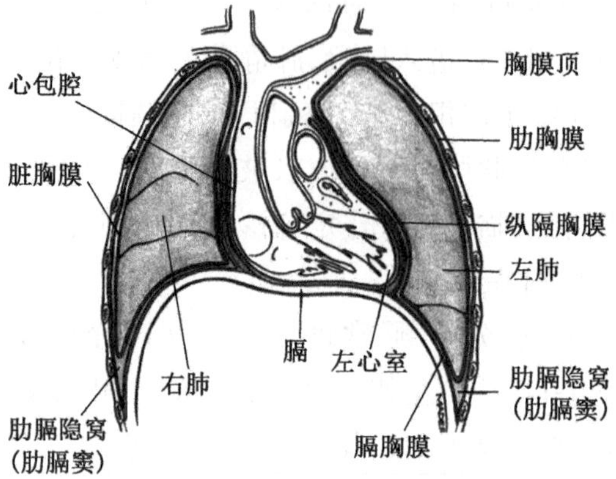

图 1-1-12　胸膜和胸膜腔示意图

1. 脏胸膜

脏胸膜(visceral pleura)在个体发生中来源于内脏间充质,由于肺的生长,包绕并贴附肺表面的间充质演变为肺表面的浆膜层,即脏胸膜。脏胸膜伸入肺叶间裂内,并相互移行转折。

2. 壁胸膜

壁胸膜(parietal pleura)覆盖在胸廓内面、膈上面及纵隔表面,相互移行转折,按其所附着的部位可分为 4 部分。

(1) 肋胸膜(costal pleura):衬贴于肋骨与肋间肌内面,由于肋胸膜与肋骨和肋间肌之间有胸内筋膜存在,故较易剥离。

(2) 膈胸膜(diaphragmatic pleura):覆盖于膈的上面,与膈连贴紧密,不易剥离。

(3) 纵隔胸膜(mediastinal pleura):衬贴在纵隔的两侧面,中部包绕肺根移行于脏胸膜,此移行部在肺根下方,前后两层重叠,连于纵隔外侧面与肺内侧面之间,称肺韧带。

(4) 胸膜顶(capula of pleara):肋胸膜与纵隔胸膜上延至胸廓上口平面以上,形成穹隆状的胸膜顶,覆盖于肺尖上方。胸膜顶突出于胸廓上口,伸向颈根部,高出锁骨内侧 1/3 段上方2～3 cm。

3. 胸膜隐窝

壁胸膜相互移行转折之处的胸膜腔,即使在深吸气时,肺缘也不能充满此腔隙,胸膜腔的这一部分称胸膜隐窝(pleural recess)(图 1-1-12)。在前方,覆盖心包表面的纵隔胸膜与肋胸膜转折之处,肺前缘未能伸入,称肋纵隔隐窝。由于左肺前缘有心切迹存在,故左侧肋纵隔隐窝较大。在下方,肋胸膜与膈胸膜相互转折处的胸膜隐窝,肺下缘不能充满其内,这部分的胸膜腔称肋膈隐窝。肋膈隐窝是站立位时胸膜腔的最低部位,胸膜腔积液首先聚积于此。肋膈隐窝的深度一般可达两个肋及间隙。深吸气时,肺下缘也不能充满此隐窝。

4. 胸膜与肺的体表投影

壁胸膜各部相互转折之处形成胸膜的返折线，胸膜返折线在体表的投影位置，标志着胸膜腔的范围(图 1-1-13)。

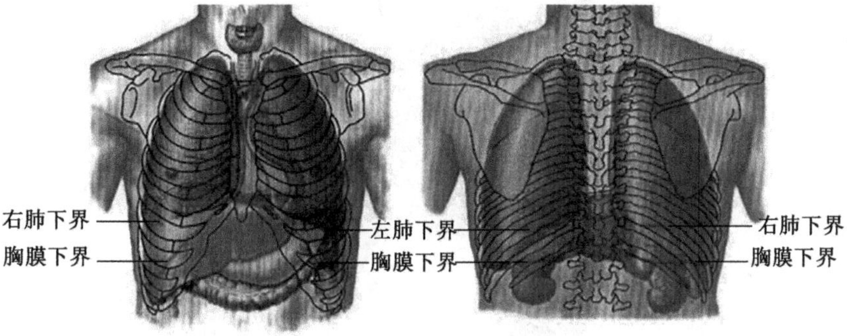

图 1-1-13　胸膜和肺的体表投影

胸膜返折线前界的体表投影：肋胸膜转折为纵隔胸膜的返折线，形成胸膜返折线的前界。两侧均起自锁骨内侧 1/3 段上方 2～3 cm 处的胸膜顶，斜向下内方，经胸锁关节后方至胸骨柄后面，约在第 2 胸肋关节水平，左右侧靠近，并沿中线稍左垂直下行。右侧者在第 6 胸肋关节处右转，移行于胸膜下返折线；左侧前返折线在第 4 胸肋关节处弯转向外下，沿胸骨侧缘外侧 2～2.5 cm 处下行，至第 6 肋软骨后方移行于胸膜下返折线。两侧胸膜前返折线在第 2～4 肋软骨平面相互靠拢。在第 2 胸肋关节水平以上，两侧胸膜前返折线相互离开，在胸骨柄后方形成一个无胸膜覆盖的区域，称胸腺区。在第 4 胸肋关节平面以下，两侧胸膜前返折线之间的区域，称心包(裸)区，此区位于胸骨体下分的左半和左第 4～6 肋软骨后方。

胸膜返折线下界的体表投影：肋胸膜转折为膈胸膜的返折线为胸膜返折线的下界。下界在右侧起自第 6 胸肋关节后方，在左侧起自第 6 肋软骨后方，两侧均行向下外方，在锁骨中线与第 8 肋相交，在腋中线与第 10 肋相交并转向后内侧，最后在椎体外侧终于第 12 肋的肋颈下方。在右侧由于膈的位置较高，胸膜返折线下界的投影位置也较左侧略高。

肺的体表投影：肺下界投影线较胸膜下返折线高出约两个肋的距离，即在锁骨中线与第 6 肋相交，在腋中线与第 8 肋相交，在脊柱旁终于第 10 胸椎棘突平面。

三、纵隔

纵隔(mediastinum)是位于两侧胸膜腔之间的器官的总称。纵隔位于胸骨之后，胸椎之前，介于两肺中间，自上而下、自前至后把胸腔分为左右两半。纵隔上界是胸腔入口，下界为横膈；两侧为纵隔胸膜和肺门；其中有心脏、大血管、气管、主支气管、食管、淋巴组织、胸腺、神经及脂肪等器官和组织。

纵隔的分区对确定纵隔病变的部位和分析病变性质具有重要意义。分区的方法有多种,临床上通常以胸骨角平面(平对第4胸椎椎体下缘)为界,将纵隔分为上纵隔与下纵隔,下纵隔再以心包为界,分为前纵隔、中纵隔和后纵隔(图1-1-14)。

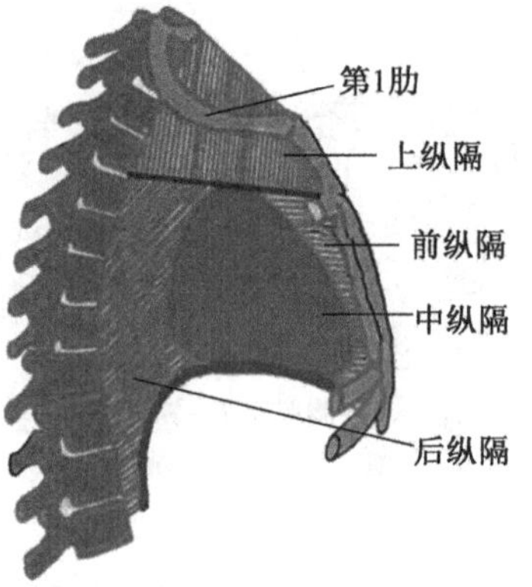

图1-1-14　纵隔分区(四分法)

影像解剖学上多采用九分区法,即在侧位胸片上将纵隔划分为9个区,即将前、中、后3个区每个再分3个区(图1-1-15)。前纵隔是胸骨之后,心脏、升主动脉和气管之前的狭长三角形区域,中纵隔相当于心脏、主动脉弓、气管和肺门占据的范围,食管前缘为中、后纵隔的分界线,食管以后和胸椎旁沟为后纵隔;自胸骨柄与胸骨体交界处至第4胸椎下缘连一水平线,其上为上纵隔,其下至肺门下缘的水平线(相当于第4前肋端至第8胸椎下缘的连线)为中纵隔,肺门下缘的水平线以下至横膈为下纵隔。

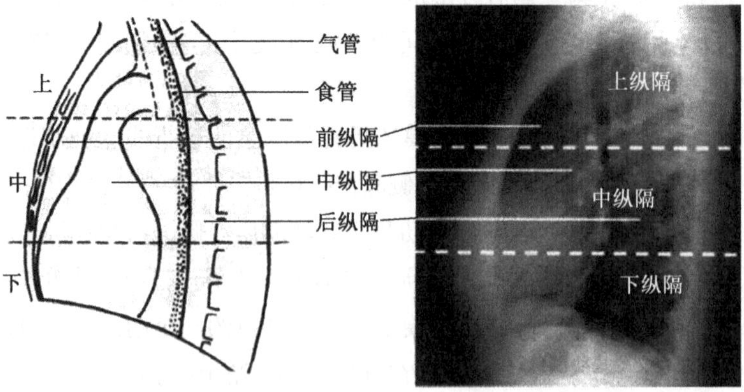

(a) 模式图　　(b) 侧位平片

图1-1-15　纵隔分区(九分法)

许多胸内器官均位于纵隔内(图1-1-16,图1-1-17)。在上纵隔中,最前面的器官为胸腺,分左、右两叶,上端可伸入颈部,下端可扩展至前纵隔。胸腺后面为左无名静脉,自左向右斜行,和右无名静脉相连后,组为上腔静脉。上腔静脉的后方为升主动脉、主动脉弓及其分支。肺动脉在主动脉弓之下，分为左、右肺动脉。右肺动脉在升主动脉之后，左肺动脉在降主动脉之前。气管在升主动脉和主动脉弓的后方。主动脉弓横跨气管的前面，并在其左侧向下形成降主动脉。气管之后为食管。中纵隔中有心脏，大血管，气管分杈，支气管、淋巴及其附近的淋巴结、心包及心包两侧的膈神经。后纵隔中有支气管、食管、奇静脉、半奇静脉、交感神经干、降主动脉和胸导管。

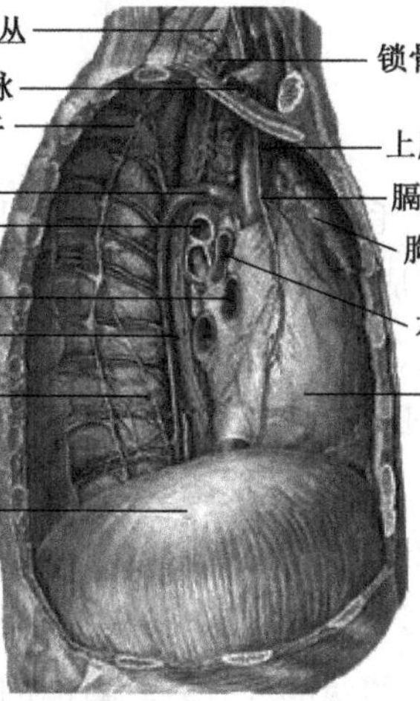

图 1-1-16　纵隔左侧面观

纵隔的位置有赖于两侧胸膜腔压力的平衡。当一侧压力增加时，纵隔被推向另一侧。相反地，如一侧的肺萎缩或高度瘢痕纤维性收缩，纵隔便被牵向病变的一侧。如果两侧压力不平衡，则在呼气和吸气时，两侧压力的差度有变化，纵隔便左右摆动，对呼吸和血液循环功能造成不良影响。

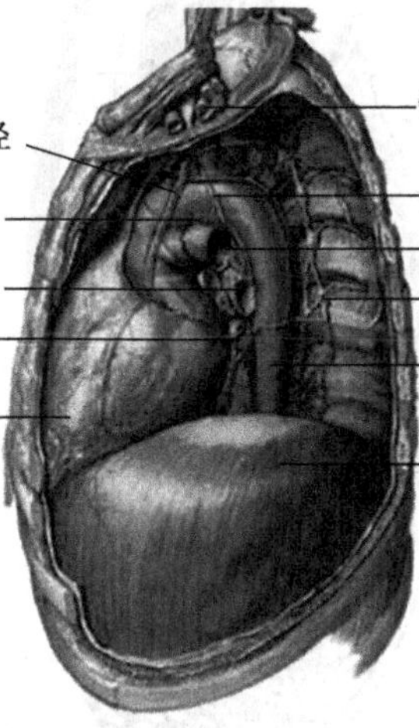

图 1-1-17　纵隔右侧面观

（徐红涛）

任务2 循环系统的解剖

一、血液循环

（一）血液循环的概念

血液由心泵出，流经动脉、毛细血管、静脉，最后回流入心，这一过程称为血液循环。

血液循环的主要功能是完成体内的物质运输。血液在循环系统中周而复始地流动，将细胞代谢所需要的营养物质、氧气等运送到人体的各个部位，再将细胞的代谢产物运送到排泄器官排出体外，从而保证人体新陈代谢的正常进行。体内的各种激素通过血液循环，作用于相应的靶细胞，实现人体的体液调节。内环境理化特性（如酸碱平衡、体温调节等）的相对稳定及血液的防御和保护功能，也都依赖于正常的血液循环才能实现。

（二）血液循环的途径

血液循环可分为相互连续的两部分，即体循环和肺循环（图 1-2-1）。

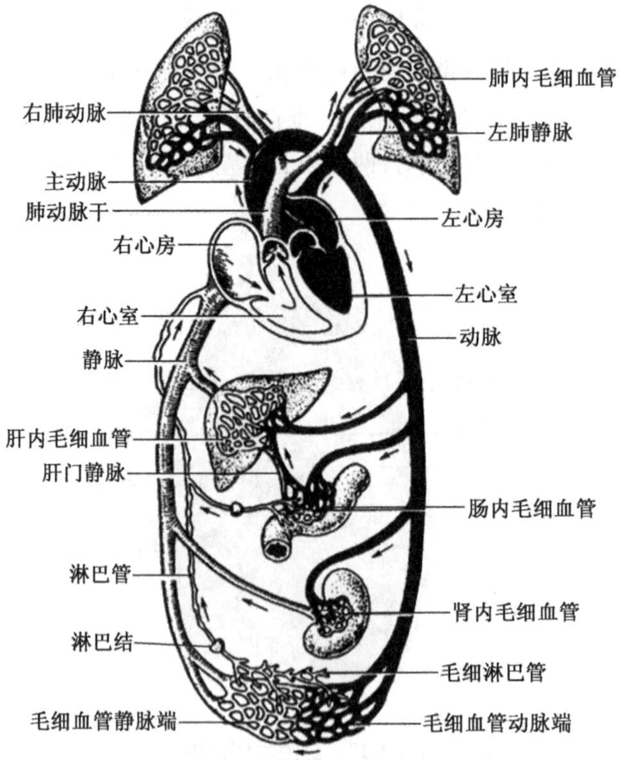

图 1-2-1 体循环及肺循环模式图

1. 体循环(大循环)

当左心室收缩时,将血液射入主动脉,并沿各级分支到达全身各处的毛细血管。在此,血液与组织、细胞进行物质交换,然后汇入小静脉,再经各级静脉回流至右心房。体循环的特点是流经范围广、流程长,主要功能是以富含氧气和营养物质的血液,营养全身组织,并将代谢产物运回心。

2. 肺循环(小循环)

当右心室收缩时,将血液射入肺动脉,经肺动脉各级分支到达肺泡壁的毛细血管网。在此,血液与肺泡内的气体进行交换后,经肺各级静脉流入左心房。肺循环的特点是路程短,主要功能是进行气体交换。

(三) 血液循环的意义

血液循环一旦停止,人体各组织细胞可因缺血、缺氧、代谢产物的积聚而发生一系列病理变化,生命活动将无法正常进行,特别是对心、脑、肾等重要器官造成严重损害,甚至会危及生命。因此,在临床抢救复苏过程中,首先要迅速建立有效的血液循环。

二、心脏

(一) 心的位置与形态

心位于胸腔的前纵隔下部,约 2/3 位于前正中线的左侧,1/3 在右侧。心的长轴从右后上向左前下倾斜约 45°。正常心的位置可因体型或体位的不同而有所改变。

心的外面是心包腔,上方是出入心的大血管,下方为膈的中心腱,前面大部分被肺和胸膜遮盖,只有小部分与胸骨体下半和左第 2 ~6 肋骨相贴,心后方有食管、迷走神经和胸主动脉。心的两侧为胸膜腔和肺,一侧胸膜腔压力的改变可使心移位。

心的外形像一个前后略倒置的圆锥体,其大小稍大于本人的拳头(图 1-2-2)。可分为心底、心尖、两面、三缘和三条沟。心底朝向右后上方,连接出入心的大血管。心尖朝向左前下方,活体在平左第 5 肋间隙,锁骨中线内侧 1 ~2 cm 处可看到或触及心尖的搏动。心的前上面隆凸,与胸骨和肋软骨相邻,称胸肋面,后下面扁平贴于膈,称膈面。心的表面有三条浅沟,沟内有血管并被脂肪组织覆盖。在近心底处有近乎呈环形的冠状沟,是心房、心室表面分界的标志。在胸肋面和膈面各有一条自冠状沟向下至心尖右侧的沟,分别称前室间沟和后室间沟,是左、右心室表面分界的标志。

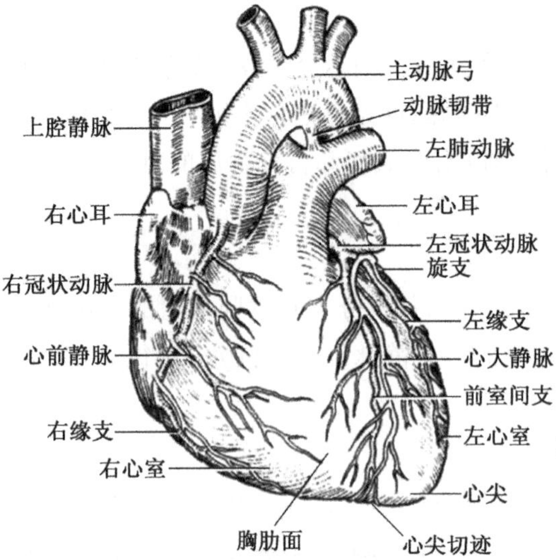

(a) 心的外形前面

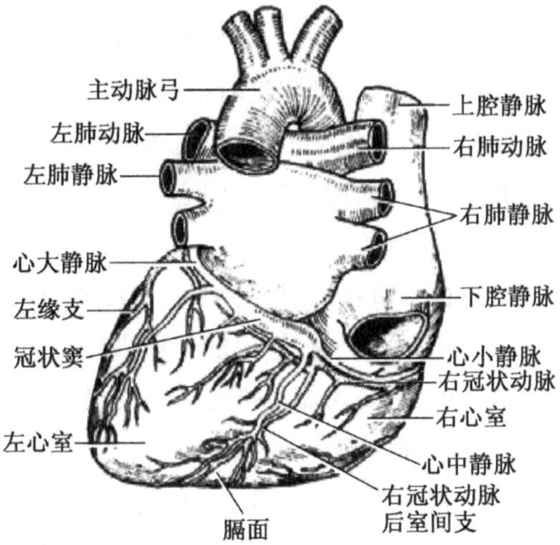

(b) 心的外形后面

图 1-2-2　心的外形

（二）心腔结构

心分为左、右两半，每半心各有心房和心室。左、右心房之间有房间隔分隔，左、右心室之间有室间隔分隔（图 1-2-3）。房间隔较薄，其下部有一浅窝，称为卵圆窝，是胎儿卵圆孔闭锁后的遗迹，此处最薄，常发生房间隔缺损。室间隔较厚，由心肌和心内膜构成。室间隔下方大部分称肌部，上方近心房处有一小卵圆形薄弱区域，缺乏肌层，称为膜部，室间隔缺损多发生在此处。

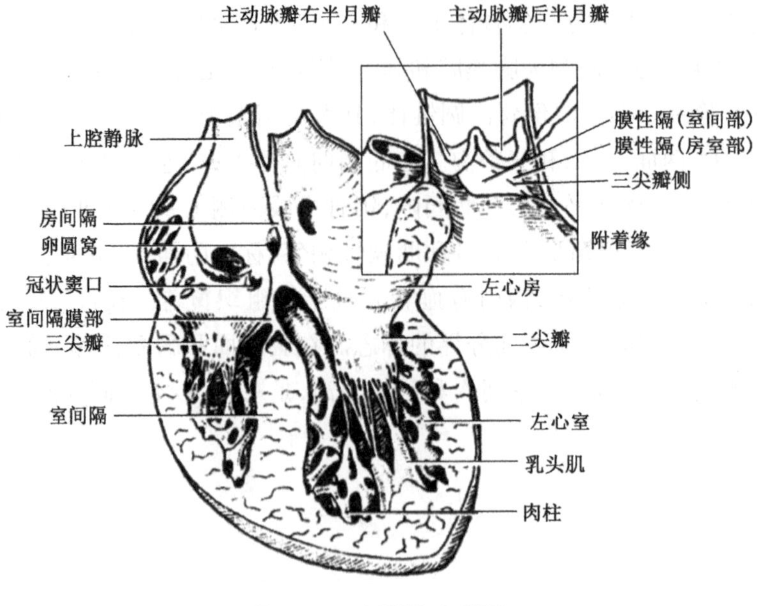

图 1-2-3　房间隔、室间隔

1. 右心房

位于心的右上部(图 1-2-4)。向左前方突出的部分称为右心耳,内有许多平行排列的肌隆起,称为梳状肌,当血流瘀滞时,易在心耳内形成血凝块,脱落形成栓子。右房腔有三个入口和一个出口。三个入口为上方的上腔静脉口、下方的下腔静脉口、下腔静脉口与右房室口之间的冠状窦口,分别引导人体上半身、下半身和心壁的血液流入右心房。一个出口为右房室口,位于右心房的前下方,通向右心室。

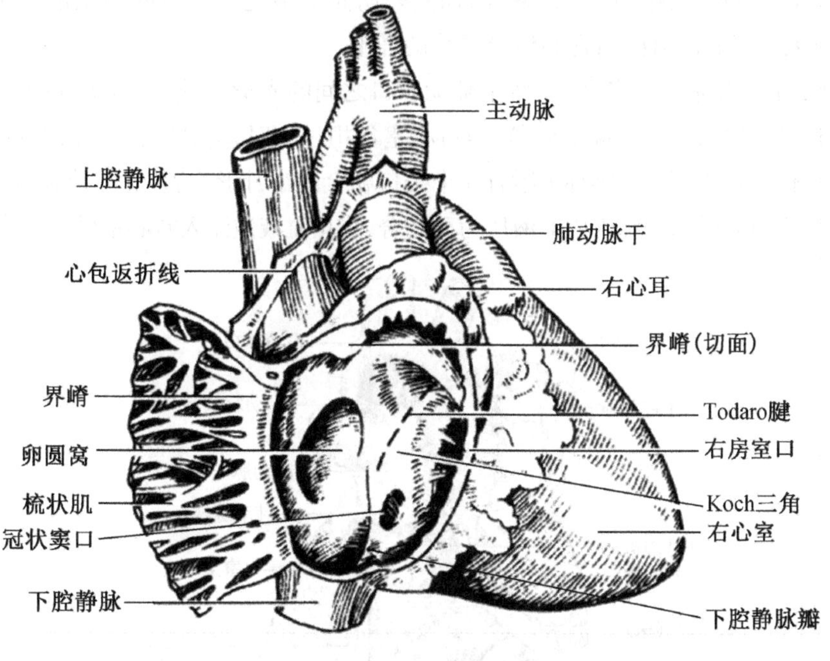

图 1-2-4　右心房内面

2. 右心室

位于右心房的左前下方,构成胸肋面的大部分(图 1-2-5)。室腔略呈锥体形,底部有右房室口和肺动脉口,两口之间的室壁上有一弓形的肌隆起,称室上嵴,将室腔分为流入道和流出道两部分。

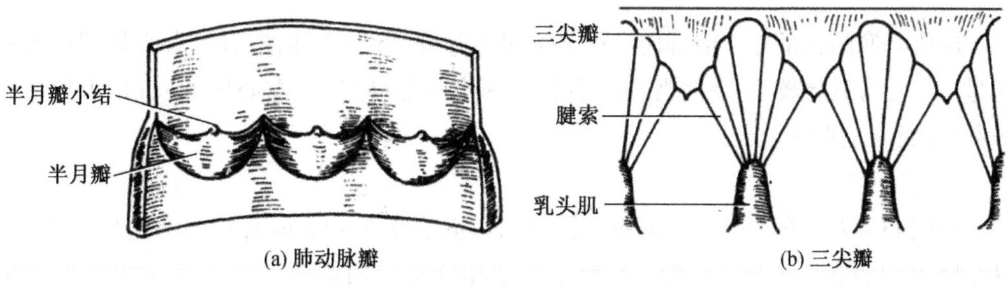

图 1-2-5　右心室内面

流入道位于室腔右下较大的区域，内壁粗糙不平。入口是右房室口，周径平均11 cm，可容3个指尖。口周围有纤维环，环上附着3个三角形瓣膜，称右房室瓣，分为前尖、后尖和隔侧尖，故又称为三尖瓣。室壁厚3～4 mm，壁内有纵横交错的肌隆起，称肉柱。在室腔前、后、内侧壁上有三个（或三组）锥体形的肌隆起，称乳头肌。每个乳头肌尖端有数条结缔组织细索，称腱索，分别连于相邻两个尖瓣室面的边缘上。当右心室收缩时，血液的推动使3个尖瓣互相对合，右房室口封闭，同时乳头肌的收缩和腱索的牵拉使3个瓣膜刚好闭合而不致翻入右心房，防止血液逆流。室间隔至前乳头肌根部有一圆肌束，称隔缘肉柱，内含心传导系统的纤维。

流出道位于室腔左上角，室上嵴至肺动脉口之间的光滑区域，形似倒置的漏斗，称为动脉圆锥，其前壁从下往上逐渐变薄，当右心室负担过大时，动脉圆锥首先出现扩大。出口为肺动脉口，口周围的纤维环上附有3个袋口朝上的半月形瓣膜，称肺动脉瓣。当右心室舒张时，半月瓣受肺动脉干内血液压力而闭合，防止血液逆流入右心室（图1-2-6）。

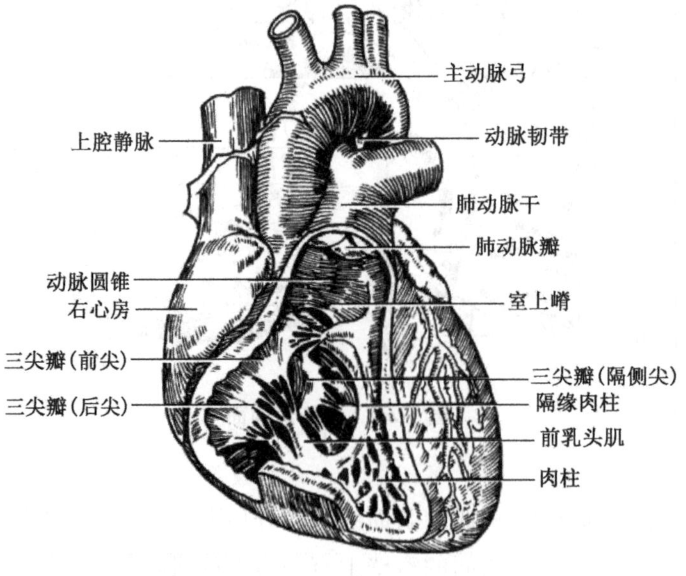

图1-2-6　肺动脉瓣与三尖瓣模式图

3. 左心房

构成心底的大部分。前部向右前方突出的部分，称左心耳，内有与右心耳相似的肌隆起。左心房后部较大，壁光滑，左、右各有两个肺静脉口，是左心房的入口，出口为左房室口，通向左心室。

4. 左心室

构成心尖及心的左缘。室腔近似圆锥形，室壁厚9～12 mm，约为右室壁的3倍。以左房室瓣的前尖为界，将室腔分为流入道和流出道两部分。流入道位于室腔左下较大的区域，内壁粗糙不平，入口为左房室口，周径平均10 cm，可容2～3个指尖。口周围的纤维环上附有左房室瓣，分为前尖（大瓣）和后尖（小瓣），故又称为二尖瓣。两个瓣叶的内、外侧端互相连合。室壁内亦有肉柱，较右室细小。前、后两个（或两组）强大的乳头肌，位于前、后壁上。从乳头肌尖端起始的腱索连于相邻的两个瓣膜室面的边缘上。左房室瓣、乳头肌和腱索的功能与右室相同，防止左心室的血液逆流入左心房（图 1-2-7）。

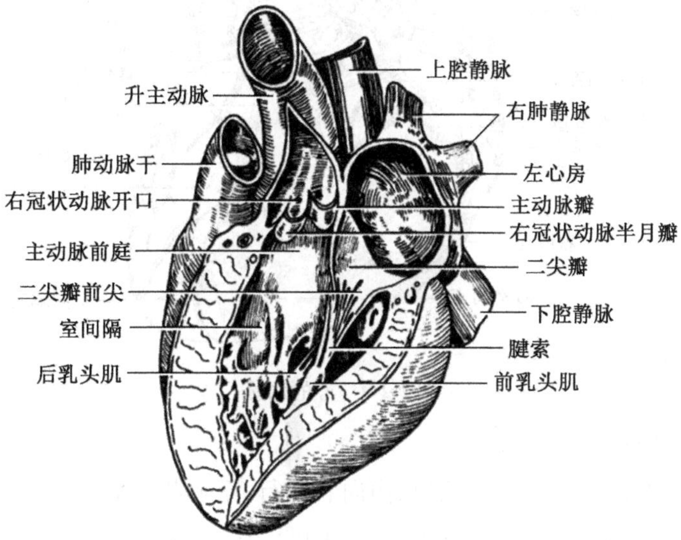

图 1-2-7　左心房与左心室

流出道位于室腔右上角，前尖与室间隔之间的光滑区域。其出口为主动脉口，口周围的纤维环上，亦有 3 个袋口朝上的半月形瓣膜，称主动脉瓣，大而坚韧。当左心室舒张时，主动脉瓣受主动脉内血液压力而闭合，防止血流逆流入左心室。

两侧房、室的收缩与舒张是同步的，当心室收缩时，房室瓣关闭、动脉瓣开放，血液射入动脉；当心室舒张时，动脉瓣闭合、房室瓣开放，血液由心房流入心室（图 1-2-8）。

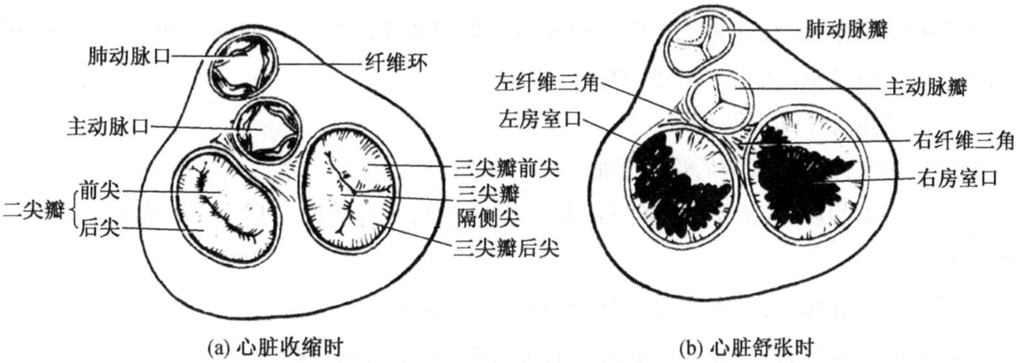

图 1-2-8　心瓣膜（心横切）

（三）心的血管

分布于心壁的动脉有左、右冠状动脉，都起源于升主动脉（图 1-2-9）。心壁的静脉绝大多数汇入冠状窦后流入右心房。

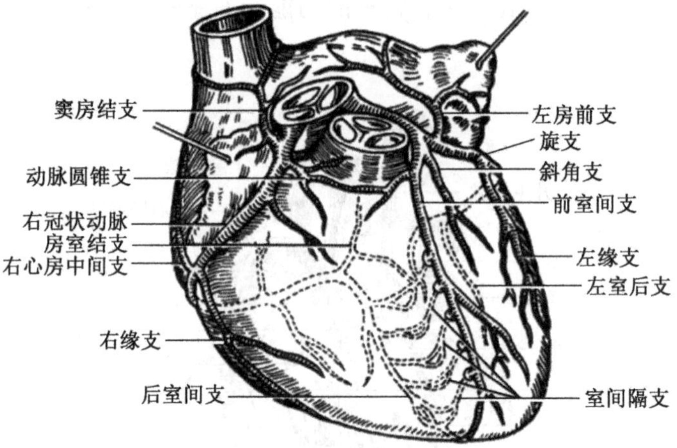

图 1-2-9　心的动脉

1．右冠状动脉

经右心耳与肺动脉干之间，入冠状沟向右后行，至冠状沟后部分为两支：一支较粗大，称后室间支，沿后室间沟下行与前室间支吻合；另一支较细小，分布于左室后壁。右冠状动脉沿途发出分支分布于右心房、右心室、室间隔后 1/3 及左心室后壁，还发出分支到房室结和窦房结。若该动脉或其分支阻塞，则会引起所分布区域的心肌梗死。临床上的膈面心肌梗死，大多是右冠状动脉阻塞所致。

2．左冠状动脉

一般要比右冠状动脉粗。经左心耳与肺动脉干之间，向左行立即分为两支：旋支，沿冠状沟向左后行至膈面，沿途分支布于左心房、左心室膈面；前室间支，沿前室间沟下行，绕过心尖右侧至膈面，在后室间沟上行一小段而终，也可与后室间支吻合，沿途分支布于左心室前壁、右心室前壁一小部分及室间隔前 2/3 的区域。如前室间支受阻塞，则引起前壁心肌及室间隔前部心肌梗死。

3．心的静脉（图 1-2-10）

冠状窦是位于冠状沟后部的静脉窦。主要属支：

（1）心大静脉，与前室间支伴行，起自心尖右侧上升转向左后方，沿冠状沟注入冠状窦；

（2）心中静脉，与后室间支伴行，上升注入冠状窦；

（3）心小静脉，位于冠状沟后部的右侧，向左行注入冠状窦。

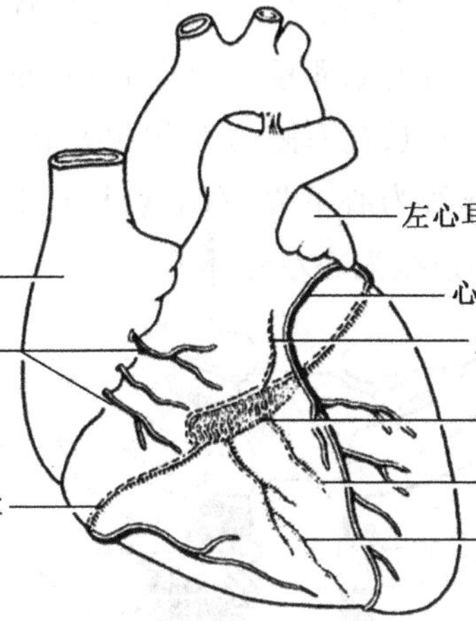

图 1-2-10　心的静脉

（四）心包

心包是包裹心及大血管根部的纤维浆膜囊，可分为纤维心包和浆膜心包（图 1-2-11）。纤维心包是坚韧的结缔组织囊，向上与出入心的大血管外膜相移行，向下则附着于膈中心腱上。浆膜心包薄而光滑，为一密闭的浆膜囊，分脏、壁两层。脏层紧贴心肌层表面，即心外膜；壁层衬于纤维心包的内面。脏、壁两层在大血管根部互相移行，围成的腔隙，称心包腔，内含少量浆液，以减少心搏动时的摩擦。病理情况下，浆液的分泌量增多，则为心包积液。心包腔内有两个窦隙：一个位于升主动脉、肺动脉干与左心房、上腔静脉之间，呈横位，称心包横窦；另一个位于左心房后方，左、右肺静脉与心包后壁之间，呈斜位，称心包斜窦。

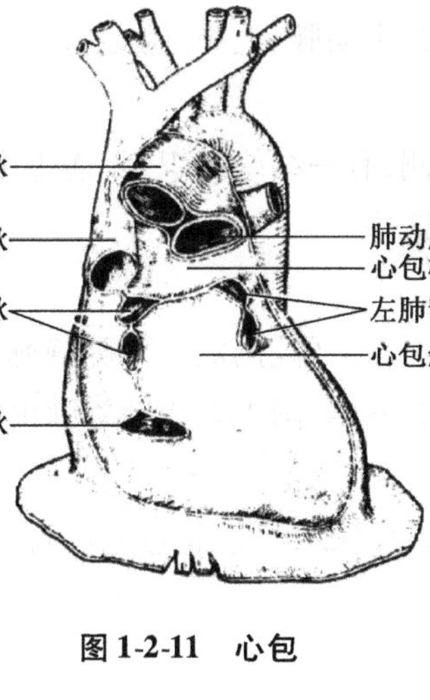

图 1-2-11　心包

（五）心的体表投影

心在胸前壁的体表投影（图 1-2-12），用下列 4 点及其连线来表示：① 左上点，在左侧第 2 肋软骨下缘,距胸骨左缘 1.2 cm;② 右上点,在右侧第 3 肋软骨上缘,距胸骨右缘 1 cm;③ 左下点,在左侧第 5 肋间隙,距前正中线 7 ~9 cm 处,或左锁骨中线内侧 1 ~2 cm,此点相当于心尖部;④ 右下点,在右侧第 6 胸肋关节处。左上点与右上点的连线为心上界,左下点与右下点的连线为心下界,右上点与右下点向右微凸的连线为心右界,左上点与左下点向左微凸的连线为心左界。

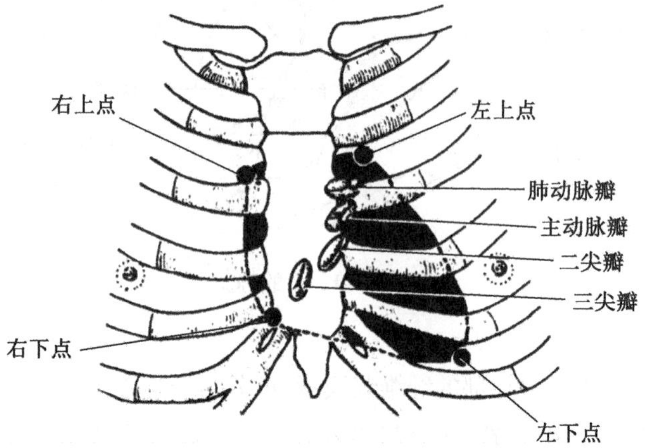

图 1-2-12　心的体表投影

三、大血管及其与心的连接

(一) 肺动脉

短而粗,起自右心室,向左后上斜行至主动脉弓下方,分为左、右肺动脉。左肺动脉略细较短,水平向左,经食管、胸主动脉前方至左肺门,分上、下两支进入左肺上、下叶。右肺动脉较长,水平向右,经升主动脉、上腔静脉之后达右肺门,分 3 支分别进入右肺的上、中、下叶(图 1-2-2)。

在肺动脉干分叉处稍左侧,有一结缔组织索,连于主动脉弓的下缘,称动脉韧带,是胚胎时期动脉导管闭锁后的遗迹。

(二) 肺静脉

左、右肺各两支,分别称为左上肺静脉、左下肺静脉、右上肺静脉和右下肺静脉。肺静脉均起自肺泡壁的毛细血管网,逐渐汇合成肺静脉出肺门,注入左心房(图 1-2-2)。

(三) 主动脉

主动脉是体循环的主干(图 1-2-13)。根据它的行程,可分为升主动脉、主动脉弓和降主动脉。

1. 升主动脉

在胸骨左缘后方平第 3 肋间隙处,起自左心室,向右前上升至第 2 胸肋关节后,续于主动脉弓。升主动脉起始处略显膨大,称主动脉球,其内腔称主动脉窦,左、右冠状动脉起始于此。

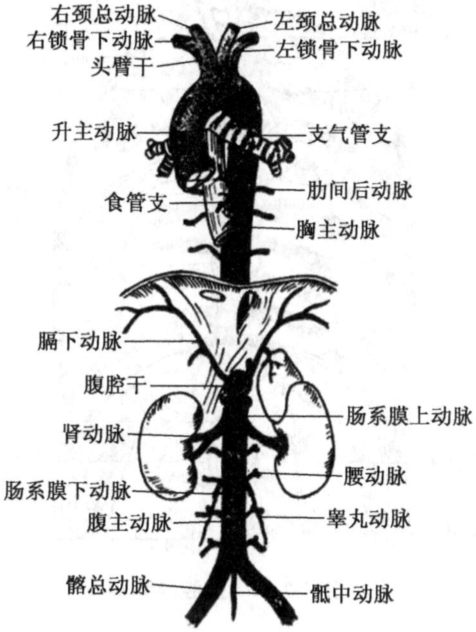

图 1-2-13　主动脉

2. 主动脉弓

续于升主动脉，呈弓状向左后方弯曲，至第 4 胸椎体下缘左侧，延续为降主动脉。主动脉弓壁内有压力感受器，感受血压的变化。主动脉弓下方有 2 ~ 3 个粟粒状小体，称主动脉小体（球），是化学感受器。从主动脉弓的凸侧，自右向左依次发出 3 条大的动脉，即头臂干、左颈总动脉和左锁骨下动脉。头臂干短而粗，向右上斜行至右胸锁关节的后方，分为右颈总动脉和右锁骨下动脉。

3. 降主动脉

续于主动脉弓，自第 4 胸椎下缘沿脊柱下降，至第 12 胸椎水平穿膈的主动脉裂孔入腹腔，下行至第 4 腰椎体下缘前方分为左、右髂总动脉。其在胸腔一段称胸主动脉，在腹腔一段称腹主动脉。

（四）上腔静脉

上腔静脉（图 1-2-14）由左、右头臂静脉在右侧第 1 肋软骨与胸骨结合处的后方汇合而成，在升主动脉右侧垂直下行，注入右心房。入心前尚有奇静脉注入。

头臂静脉又称无名静脉。左、右各一，由同侧的颈内静脉和锁骨下静脉在胸锁关节后方汇合而成。汇合处的夹角称静脉角。左头臂静脉较长，横过主动脉弓上缘斜向右下；右头臂静脉较短，几乎垂直下降。

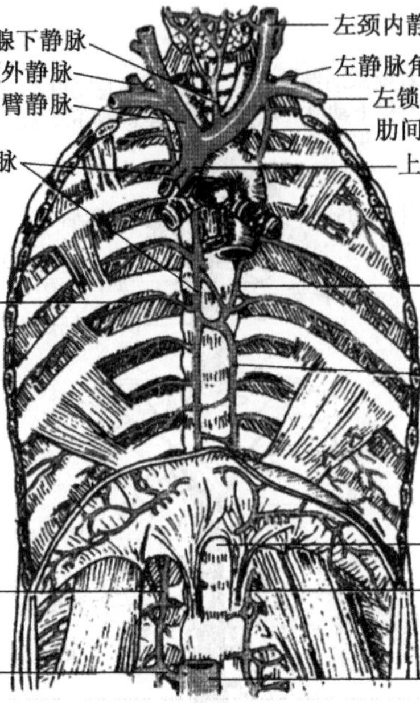

图 1-2-14　上腔静脉

（五）下腔静脉

下腔静脉(图 1-2-15)是体内最大的静脉干。由左、右髂总静脉汇合而成,沿脊柱前方、腹主动脉右侧上行,经肝的腔静脉沟,穿膈的腔静脉孔入胸腔,注入右心房。

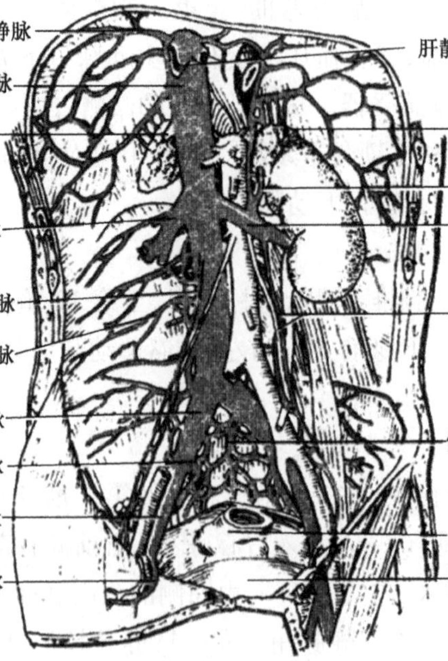

图 1-2-15　下腔静脉

（钱春野）

任务3　胸部连续断层解剖

胸部的上界为颈静脉切迹、胸锁关节、锁骨上缘、肩峰至第7颈椎棘突的连线，下界为膈。胸部的组织较多，包括肺组织、脂肪组织、血管、骨骼和肌肉，各组织间密度差异较大，故在观察胸部CT时需采用不同的窗宽、窗位，分别观察。

一、正常肺窗结构

肺窗通常用于观察肺组织、肺门结构和支气管各级分支的情况。重点介绍几个层面的组织结构。

1. 气管分杈层面(图1-3-1)

约平第4胸椎下缘，此层面可见左、右主支气管及中间的纵行线状影为气管隆嵴，并可见右主支气管向右发出的右肺上叶支气管。

右主支气管的前方为右肺动脉前干，右肺上叶支气管的外侧有右肺上静脉。左肺门处可见位于前面的左肺上静脉和其后方的左肺动脉。左肺动脉跨越左主支气管向后，绕到上叶支气管后方称左肺动脉弓。

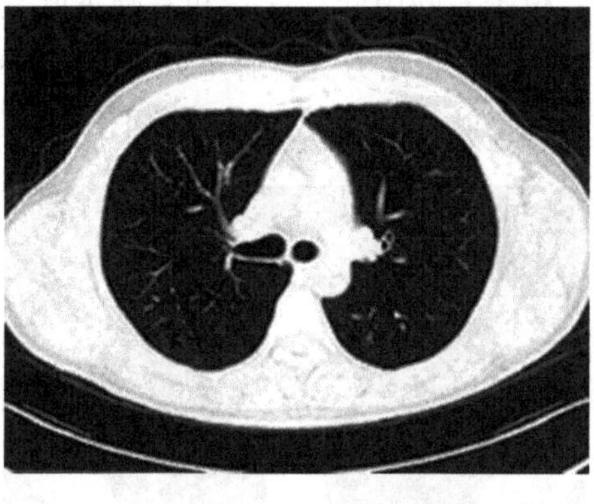

图1-3-1　气管分杈层面

2. 左肺上叶支气管和右肺中间支气管层面(图1-3-2)

通过此层面可显示右肺上静脉、右叶间肺动脉、右肺中间支气管、左肺上静脉、左肺上叶支气管和左肺动脉降支。

右肺上静脉是右肺门最前方的结构。右肺上叶静脉有三支，中叶肺静脉有两支。右叶间动脉位于右肺上静脉的后方。右肺中间段支气管位于右叶间动脉内后方，长3～4 cm。左肺上静脉干由左肺上静脉和舌叶静脉汇合而成，为左肺门最前方结构，在左肺上叶支气管的前方水平走行。左肺上叶支气管分为尖后支和前支。左肺动脉降支位于左肺上叶支气管的后方，向下行走，第一分支是背支，居于背段支气管上方，继续下行，左下肺动脉在左肺下叶支气管的后外侧部，分支伴随下叶各基底段支气管且位于相应基底段的外侧。

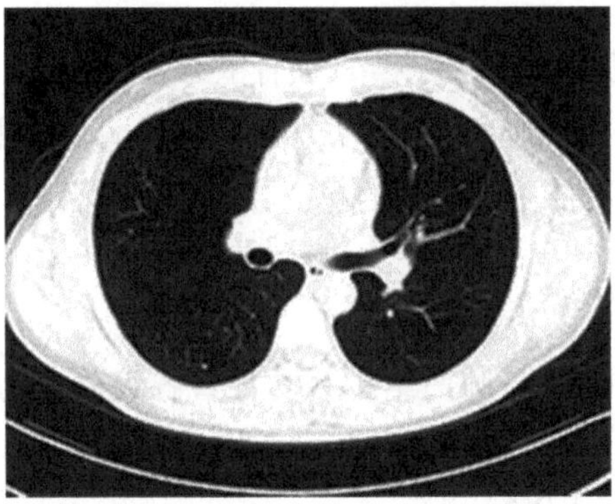

图 1-3-2　左肺上叶支气管和右肺中间支气管层面

3. 右肺中叶支气管及舌叶支气管平面(图 1-3-3)

通过此平面可显示右肺上静脉、右肺中叶支气管、右叶间肺动脉、右肺下叶支气管、左肺舌叶支气管、左下肺动脉、左肺下叶支气管。

右肺中叶支气管位于右肺上静脉的外后方。右肺动脉向下行成为右叶间肺动脉，可呈三角形或不规则影像，位于右肺中叶支气管和右肺下叶支气管之间及中叶嵴的外侧。左肺门前方为左肺舌叶支气管，后方为左肺下叶支气管，左下肺动脉在下叶支气管的外侧偏后下行，其分支伴随下叶各基底段支气管并居于它们的外侧。

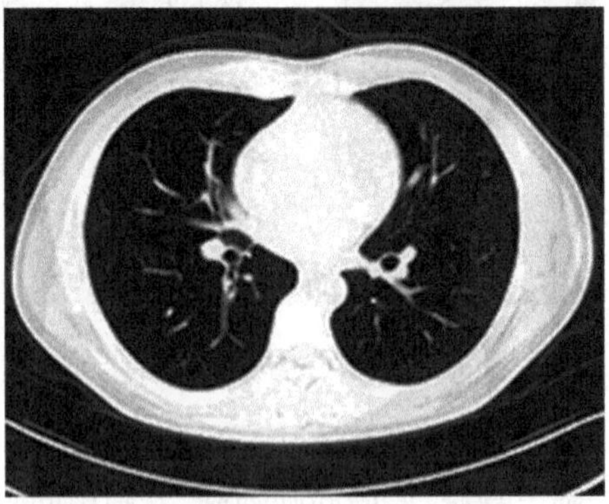

图 1-3-3　右肺中叶支气管及舌叶支气管平面

4. 右肺下叶支气管分支及左、右肺下静脉平面(图 1-3-4)

通过此平面可显示右肺下叶前基底段支气管、右肺下叶外基底段支气管、右后基底段支气管、右肺下静脉、左肺下叶支气管、左下叶肺动脉和左肺下静脉。

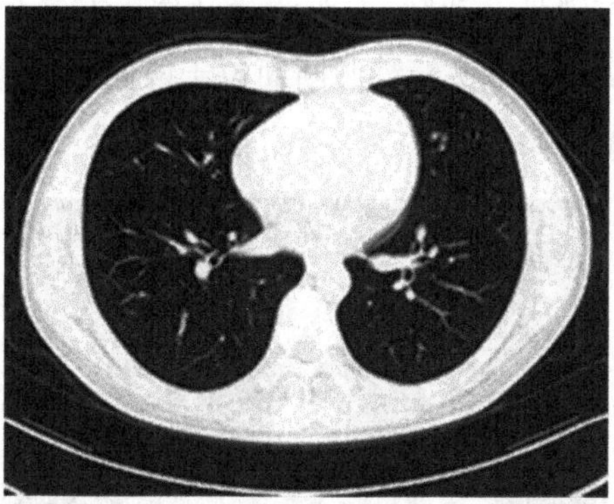

图 1-3-4　右肺下叶支气管分支及左、右肺下静脉平面

右肺下叶背支气管的起始部常与右肺中叶支气管的起始在同一水平，也可稍低。右下支气管分出背支后，向下又分为内基底段支、外基底段支、前基底段支和后基底段支。内基底段支气管向内下行走直达膈面，分布于右肺下叶基底段的前内侧部，前基底段支分布于外侧部，外基底段支也位于基底部的外侧部，但位于前基底支的后方，后基底段支为下叶支气管的直接延续，向后下行走，分布于下叶后下部。右肺下静脉位于各基底段支气管分支的内后方。左下叶肺动脉位于左肺下叶支气管的后外侧，其分支伴随着各基底段支气管的外侧。左肺下静脉位于左肺下叶支气管和左下叶肺动脉的内后方，自外后向前内进入左心房。

5. 左右两侧肺下静脉干的层面

左、右肺下静脉为肺门部最后下方的结构。右肺下静脉最上方的一支是右下叶背支，常位于右肺下叶背段支气管的下方，向前下行走。右肺下叶各基底段的静脉汇合成上、下两支基底静脉。下叶的前基底支静脉和外基底支静脉合并成上基底支静脉；而后基底支静脉和内基底支静脉合并成下基底支静脉。上、下基底支静脉向内上行走，进入右肺下静脉干，再经右心房的后方进入左心房。左肺下静脉由左下叶各基底段静脉汇集成两条基底支静脉，向内上方行走与下叶背支静脉汇合而成。

二、正常纵隔窗结构

1. 胸骨切迹或胸锁关节层面（图 1-3-5）

胸骨柄的前外侧是两侧的胸大肌，胸骨柄后外侧是锁骨的胸骨端。气管呈黑色影像，位于中线、脊椎的前方，气管与脊椎之间是食管，气管和食管相贴，其外侧所形成的沟内有喉返神经通过。头臂动脉、左颈总动脉和左锁骨下动脉自中线前部向左后从主动脉弓的凸侧发出。右侧锁骨下动脉和右侧颈总动脉起于头臂动脉。左、右头臂静脉分别由两侧颈内静脉和锁骨下静脉在胸锁关节后方汇合而成。气管前方稍偏左侧的血管为头臂动脉，头臂动脉的左后方为左颈总动脉。左颈总动脉的左后方是左锁骨下动脉。头臂动脉的右侧为右锁骨下动脉,右头臂静脉位于右锁骨下动脉的右侧。左头臂静脉位于头臂动脉的左侧。两侧头臂静脉断面位于两侧锁骨胸骨端的后方。每个血管周围的低密度区为纵隔脂肪影。

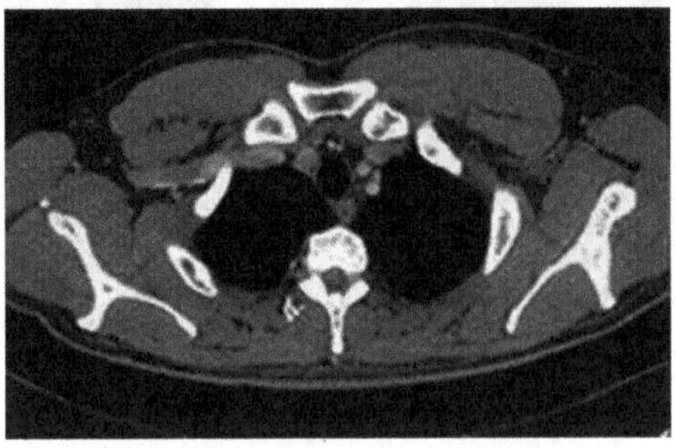

图 1-3-5　胸锁关节层面

2．胸骨柄及胸锁关节下缘层面(图 1-3-6)

此层面主要显示五条重要的血管,即右头臂静脉、左头臂静脉、头臂动脉、左颈总动脉和左侧锁骨下动脉。左头臂静脉位于胸骨柄的后面,从左向右横行于头臂动脉的前方。较大的头臂动脉位于气管的左前方及左头臂静脉的后方。左颈总动脉位于头臂动脉的左后方,而左锁骨下动脉又位于左颈总动脉的左后方。右头臂静脉位于头臂动脉的右侧,紧邻纵隔胸膜。大血管在增强扫描时明显强化,与其周围的纵隔脂肪组织形成对比,这样纵隔内如有软组织肿块则很容易被发现。

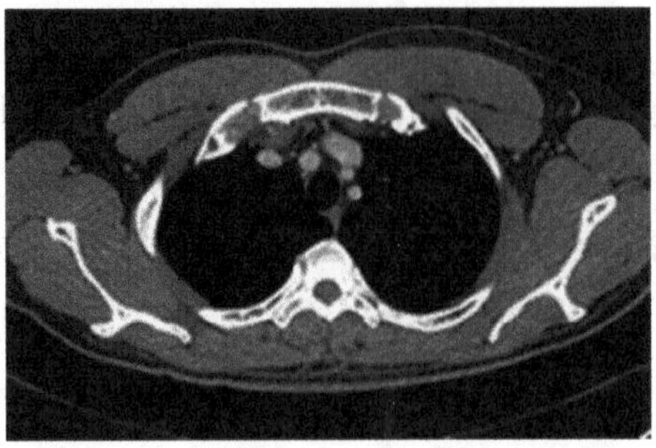

图 1-3-6　胸骨柄及胸锁关节下缘层面

3．主动脉弓上缘层面(图 1-3-7)

左头臂静脉位于胸骨柄的后方,自左向右横跨于主动脉弓的前方,再向右后方与右头臂静脉汇合,形成上腔静脉。主动脉弓上缘位于气管的左前方,气管位于胸椎的右前方。食管位于胸椎的前方,有时含少量气体,呈黑色影像,能够较清楚地显示出环形的食管壁。腋窝内主要为脂肪组织,呈低密度,其内容纳血管、神经、淋巴管和淋巴结,为点状的高密度影。如果淋巴结直径大于 10 mm,则考虑为淋巴结肿大。

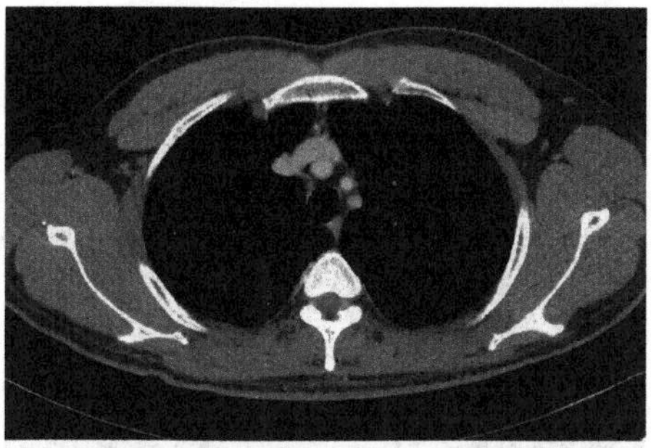

图 1-3-7　主动脉弓上缘层面

4. 主动脉弓层面(图 1-3-8)

此层面主要显示主动脉弓和上腔静脉。主动脉弓在气管的前方,从右前方斜向左后方,上腔静脉位于主动脉弓右侧、气管右前方,呈椭圆形,气管左后方为食管。此层面可见两个脂肪间隙:① 血管前间隙,位于上腔静脉、主动脉弓前方,呈三角形,儿童主要为胸腺占据;② 气管前腔静脉后间隙,主要由上腔静脉、主动脉弓和气管围成,呈三角形,其内淋巴结大小应在 7 mm 以下。

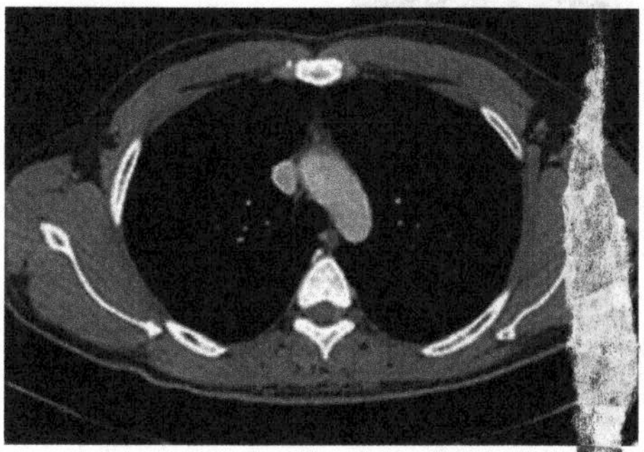

图 1-3-8　主动脉弓层面

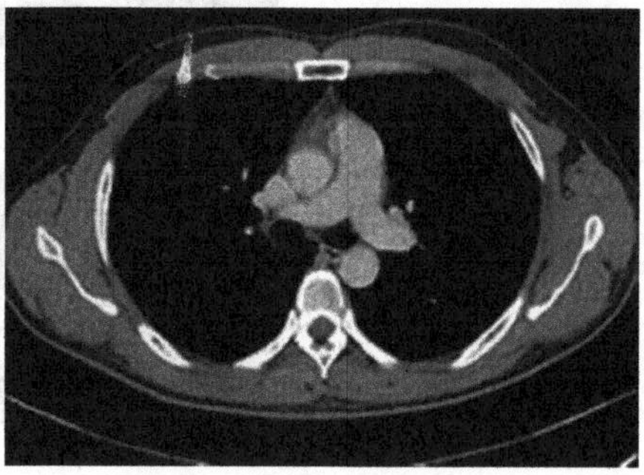

图 1-3-9　主动脉窗层面

5. 主动脉窗层面(图 1-3-9)

此层面相当于气管分杈平面,气管分成左、右主支气管,呈卵圆形。左主支气管前外方为左肺动脉,后外方为降主动脉;食管位于脊柱左前方、降主动脉右侧;升主动脉位于前部正中偏右,呈圆形;升主动脉右后方为上腔静脉,其后方是右肺动脉;食管的右侧是奇静脉,食管和奇静脉之间的凹陷为奇静脉食管窝,为肺组织所充填。在此层面可见奇静脉弓。

6. 肺动脉干与右肺动脉层面(图 1-3-10)

右肺动脉由肺动脉干发出并向后、向右走行,位于升主动脉和上腔静脉后方中间段支气管的前方;右上肺静脉位于右肺动脉的外侧,左上肺静脉位于左肺上叶支气管的前方;左下肺动脉位于左上叶支气管的后方;降主动脉位于胸椎左前方;食管位于降主动脉右前方。

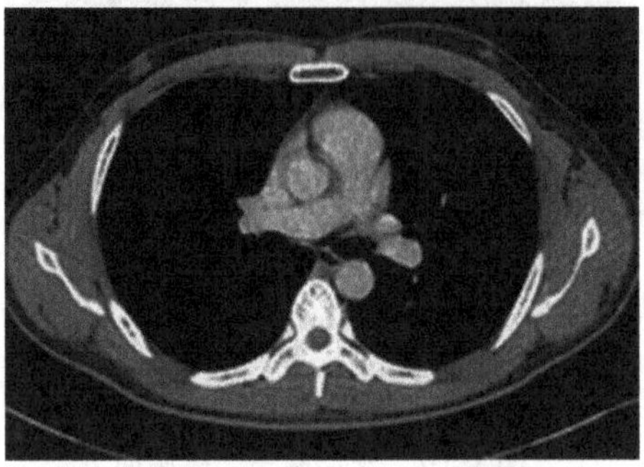

图 1-3-10 肺动脉干与右肺动脉层面

7. 左心房层面(图 1-3-11)

此层面可见脊柱左前方为降主动脉,降主动脉前方为左心房,左心房前方为主动脉根部和右心耳。肺静脉回流入左心房后外侧面;肺动脉根部位于主动脉根部左前方,其后方常可见冠状动脉主干及其主要分支的近端。

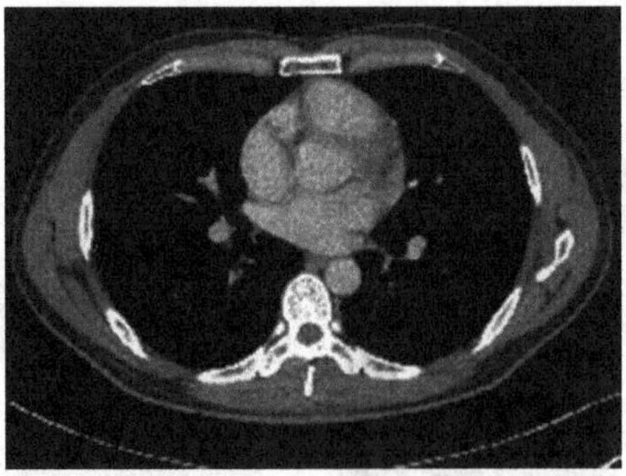

图 1-3-11 左心房层面

增强后扫描,纵隔内血管影强化明显,在同一时相,不同血管 CT 值不一,亮度不一;在不同时相进行扫描,同一血管 CT 值不一,亮度不一。

(钱春野)

项目二

胸部影像检查技术及正常表现

学习目标

1. 能够明确说出胸部各类常规医学影像检查技术的优、缺点及适应证和禁忌证，并能够合理、准确地为患者选择胸部医学影像检查技术；

2. 能够熟练地为患者进行胸部 DR 和 CT 常规检查，并能够对常规胸部疾病的影像检查结果进行初步地影像学诊断；

3. 熟悉胸部 MRI 和超声检查的检查技术及正常影像学表现。

任务 1　胸部 X 线摄影概述

胸部的正常 X 线解剖包括胸廓、气管、肺、纵隔、胸膜和膈肌，胸廓又包括软组织和骨骼。根据各解剖结构的组织密度不同，胸片上会呈现不同密度的影像。正常胸部 X 线影像是胸腔内、外各种组织和器官重叠的影像。熟悉各种影像的正常及变异的 X 线表现是胸部影像诊断的基础。

一、胸部 X 线摄影体表定位标志

（1）肺下缘在胸部体表投影（见表 2-1-1）。

表 2-1-1　肺下缘体表投影

	前起点	锁骨中线	腋中线	肩胛线	后正中线
右肺	第 6 胸肋关节水平	第 7 肋	第 8 肋	第 10 肋	第 11 胸椎中心
左肺	第 6 肋软骨中点	第 7 肋	第 8 肋	第 10 肋	第 11 胸椎中心

注：肺部投影随呼吸运动不超过 ±3 cm。

（2）支气管分叉投影：第 4 和第 5 胸椎之间。

(3) 肩胛下角连线:第 7 胸椎上缘。

(4) 心脏投影:第 2 至第 6 肋软骨后方、第 5 至第 8 胸椎前方、第 5 肋与左锁骨中线,可看到心尖搏动。

(5) 主动脉弓投影:心脏左上方,自右侧第 2 胸肋关节后方,呈弓形向左后方至第 4 胸椎下缘,下降为降主动脉。

二、胸部 X 线摄影注意事项

(1) 摄影前应告知被检者去除身上的衣物,如衣服上的不透 X 线的异物、胸罩、项链及衣服内的物品等。

(2) 摄影时应设置高毫安、短时间,以减少心脏搏动或呼吸运动产生的模糊。

(3) 因胸部较厚,且含气组织多,宜采用远距离摄影。肺部摄影采用的焦片距为 180 cm,心脏摄影采用的焦片距为 200 cm。

(4) 因心脏靠近前胸,胸廓后有骨性组织,所以除肋骨像外均采用后前位摄影。除特殊情况外,均采用立位摄影。

(5) 对于不同的胸型(肥胖型、一般型、桶状型和儿童型),需采用不同的摄影条件。厚度相同的情况下,肥胖型被检者要比一般型被检者吸收的 X 线多 20% ~25%,而桶状型要比一般型吸收的 X 线少 20% ~30%。因此,对肥胖型被检者的摄影条件要增加,而对桶状型被检者的摄影条件要减少。此外,欲观察渗出性病变(如胸腔积液),应适当增高管电压。

(6) 对小儿胸部的摄影,由于小儿具有肺的含气量少、纵隔宽、胸腺发达、心胸比值大、横膈高等特点,X 线中心线应对准第 2 胸椎水平。

(7) 摄影前应训练被检者进行呼吸运动,做好屏气训练。对肺部摄影应采用深吸气后屏气曝光;对心脏摄影应采用平静呼吸后屏气曝光;对胸骨的正位摄影,应缓慢呼吸下曝光。

(8) 对肋骨的摄影不宜采取侧位,应根据病变或外伤的部位,选取正位、斜位或切线位。肋骨的 X 线摄影分为膈上部分(前 6 肋和后 9 肋以上)和膈下部分(前 7 肋和后 10 肋以下)。膈上部分与含气的肺相邻,可形成良好的对比,不需要较高的摄影条件。膈下肋骨与致密的腹腔脏器重叠,需要较高的摄影条件,并应用滤线器,以减少散射线对焦片的影响。

(张慧丽　徐卫炜)

任务2　胸部X线检查技术及正常表现

一、胸部后前位(PA chest)

(一) X线检查技术

摄影体位:被检者面向摄片架站立,双足分开,与肩同宽。前胸紧贴暗盒,身体正中矢状线对正暗盒中线,正中矢状面垂直于暗盒。下颌置于暗盒上缘,暗盒超过双肩2 cm(女3 cm),双臂内旋,手背放于髋部,两肘尽量内旋,双肩下垂。第7颈椎至第1腰椎及双侧胸壁包括在胶片内(图2-2-1)。

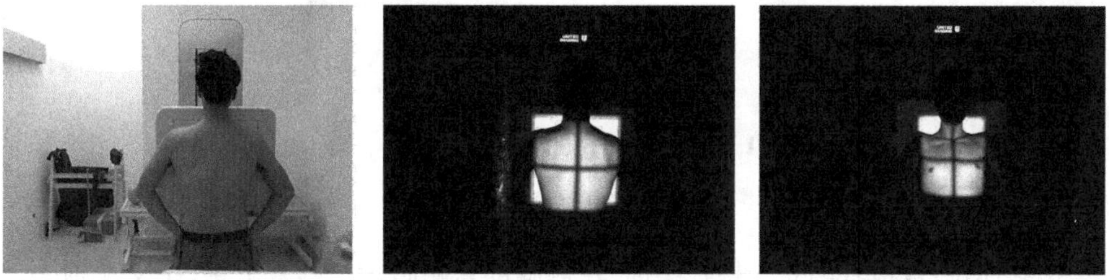

图2-2-1　胸部后前位摆位

焦-片距:150~180 cm。

中心线:水平方向对准第五胸椎,垂直射入暗盒。

呼吸方式:深吸气后屏气曝光。

滤线设备:滤线器(+)。

(二) X线正常表现

胸廓骨骼及软组织清晰显示于照片内,双肺野充分显示,纹理清晰可见。两侧胸锁关节对称显示,双侧膈面光滑,肋膈角锐利,心脏大小、主动脉走行清晰可见。胸膜在正常情况下菲薄、光滑,一般不显影(图2-2-2)。

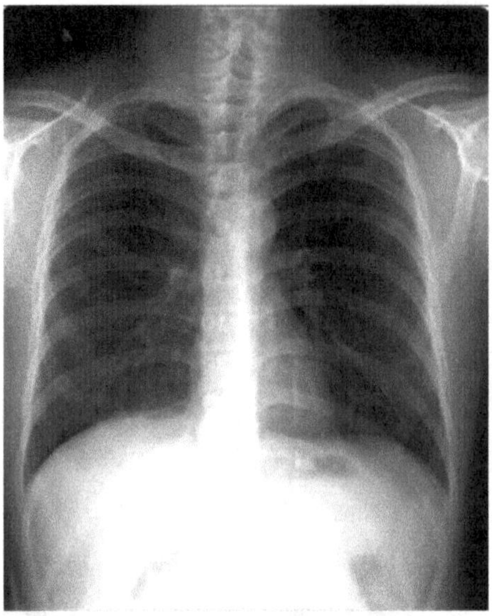

图 2-2-2　胸部后前位片

二、胸部左侧位(Left lateral chest)

(一) X 线检查技术

摄影体位:被检者侧立于摄片架前,左侧胸部紧贴暗盒。两臂上举、手交叉抱头,身体正中矢状面平行于暗盒。第 7 颈椎至第 1 腰椎及前胸后背包括在胶片内(图 2-2-3)。

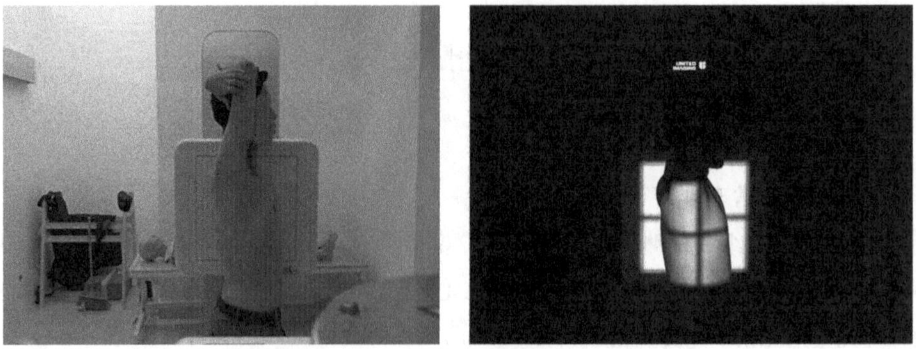

图 2-2-3　胸部左侧位摆位

焦 - 片距:150 ~ 180 cm。

中心线:水平方向对准第 5 胸椎高度的侧胸壁中点,垂直于暗盒。

呼吸方式:深吸气后屏气曝光。

滤线设备:滤线器(+)。

(二) X 线正常表现

胸廓骨骼呈侧位像显示于照片中，纹理清楚，走行自然，肺门的形态大小及位置显示清晰。肺尖、后肋膈角显示于照片内，心脏大血管及膈顶显示清晰(图 2-2-4)。

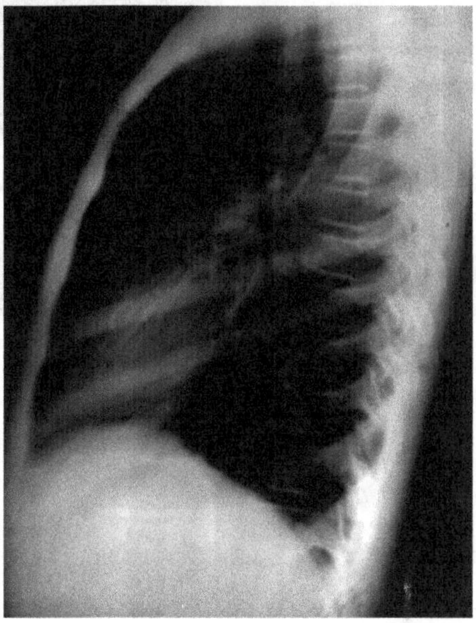

图 2-2-4　胸部左侧位片

三、胸部右侧位(Right lateral chest)

(一) X 线检查技术

摄影体位：被检者侧立于摄片架前，右侧胸部紧贴暗盒。两臂上举、手交叉抱头，身体正中矢状面平行于暗盒，第 7 颈椎至第 1 腰椎及前胸后背包括在胶片内。

焦－片距：150～180 cm。

中心线：水平方向对准第 5 胸椎高度的侧胸壁中点，垂直于暗盒。

呼吸方式：深吸气后屏气曝光。

滤线设备：滤线器(＋)。

(二) X 线正常表现

胸廓骨骼呈侧位像显示于照片中，纹理清楚，走形自然，肺门的形态大小及位置显示清晰。肺尖、后肋膈角显示于照片内，心脏大血管及膈顶显示清晰。

四、心脏大血管正位(Cardiac vascular anteroposterior)

(一) X 线检查技术

摄影体位：被检者面向摄片架站立，双足分开，与肩同宽；前胸紧贴暗盒，身体正中矢状线对正暗盒中线，正中矢状面垂直于暗盒。下颌置于暗盒上缘，暗盒超过双肩 2 cm（女性为 3 cm），双臂内旋，手背放于髋部，两肘尽量内旋，双肩下垂，第 7 颈椎至第 1 腰椎及双侧胸壁包括在胶片内（图 2-2-5）。

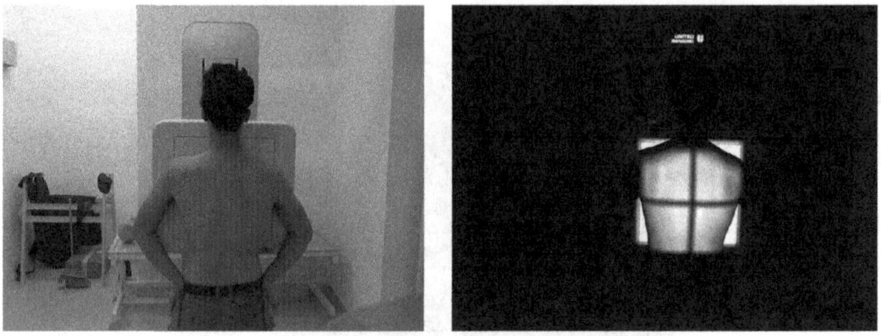

图 2-2-5　心脏大血管正位摆位

焦－片距：180～200 cm。

中心线：水平方向对准第 6 胸椎，垂直射入暗盒。

呼吸方式：平静呼吸后屏气曝光。

滤线设备：滤线器（＋）。

（二）X 线正常表现

胸部正位影像，肺尖、两侧胸壁及双肋膈角包括在照片内，两侧胸锁关节对称，肩胛骨不与肺组织重叠，心脏大血管边缘及双膈顶锐利，肋骨纹理清晰（图 2-2-6）。

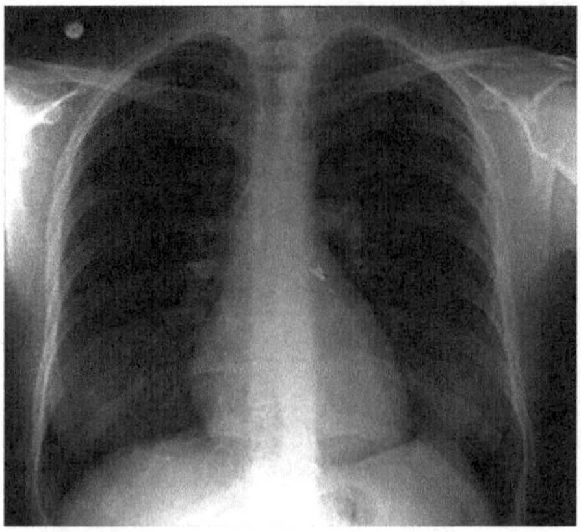

图 2-2-6　心脏大血管正位片

五、心脏大血管右前斜位（PA right anterior oblique RAO，第一斜位）

（一）X 线检查技术

摄影体位：被检者面向摄片架站立，双足分开。左臂上举抱头，右臂内旋，手背放于髋部，胸部右前方紧贴暗盒，身体冠状面与暗盒成 45°～55°，第 7 颈椎至第 1 腰椎及双侧胸壁包括在胶片内。曝光前，被检者需吞咽一口调制好的钡剂，衬托出食管影像，便于观察左心房后缘情况。右前斜位是确定左心房有无增大的最佳体位（图2-2-7）。

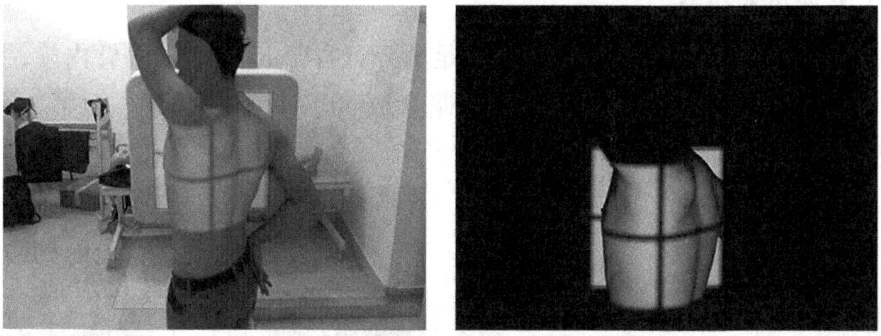

图2-2-7　心脏大血管右前斜位摆位

焦－片距：180～200 cm。

中心线：对准第6胸椎高度的腋后线，垂直于暗盒。

呼吸方式：平静呼吸状态下屏气曝光。

滤线设备：滤线器（+）。

（二）X线正常表现

心脏和大血管位于胸骨与胸椎之间，显斜置梨形。右心室漏斗部、肺动脉主干及左心房的形态显示清晰（图2-2-8）。

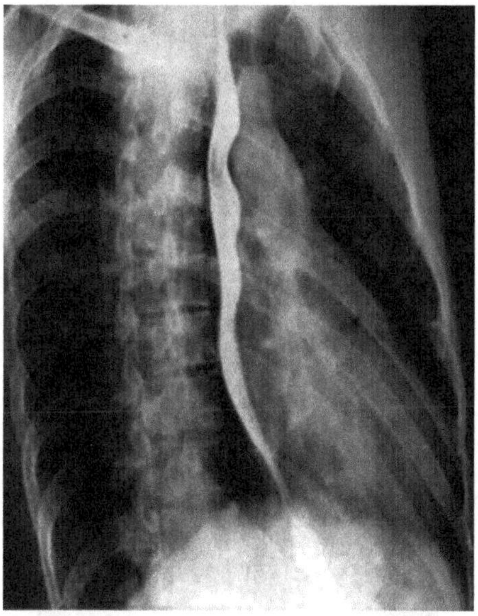

图2-2-8　心脏大血管右前斜位片

六、心脏大血管左前斜位(PA left anterior oblique LAO,第二斜位)

(一) X 线检查技术

摄影体位:被检者面向摄片架站立,双足分开。右臂上举抱头,左臂内旋,手背放于髋部,胸部左前方紧贴暗盒,身体冠状面与暗盒成 60°~65°,第 7 颈椎至第 1 腰椎及双侧胸壁包括在胶片内(图 2-2-9)。

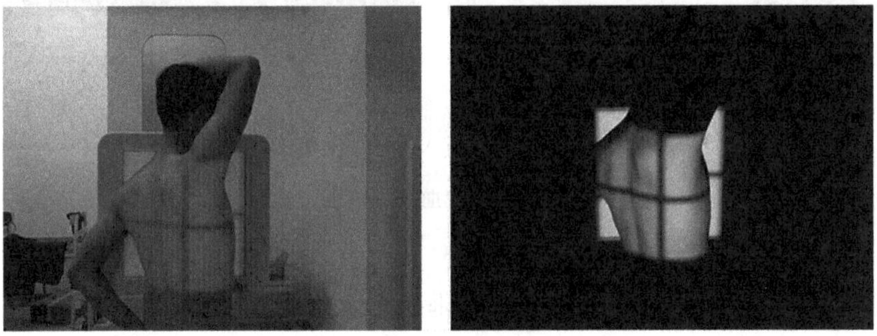

图 2-2-9 心脏大血管左前斜位摆位

焦-片距:180~200 cm。

中心线:对准第 6 胸椎高度的斜位胸廓水平线中点,垂直于暗盒。

呼吸方式:平静呼吸状态下屏气曝光。

滤线设备:滤线器(+)。

(二) X 线正常表现

心脏与大血管位于脊柱的右侧,显悬吊梨形,左心室、右心室、右心房和主动脉的形态显示清晰。其实质为心脏大血管真正的正位片(图 2-2-10)。

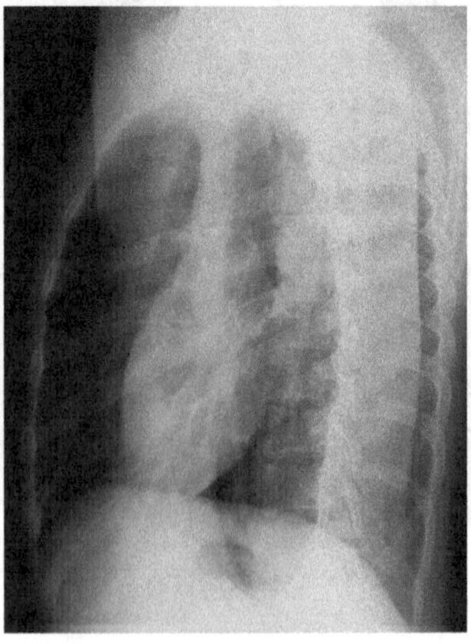

图 2-2-10 心脏大血管左前斜位片

七、胸部前凸前后位(AP axial (lordotic) projection, Lindblom method)

(一) X线检查技术

摄影体位:被检者背向摄片架站立,双足分开,肩背部紧贴暗盒。双臂内旋,手背放于髋部,两肘尽量内旋。胸腹向前凸。胸部正中矢状线对正暗盒中线,冠状面与暗盒成15°~20°,暗盒上缘超出锁骨7 cm(图2-2-11)。

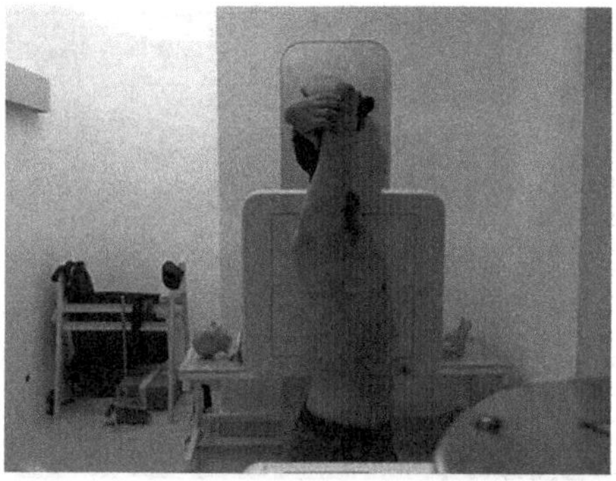
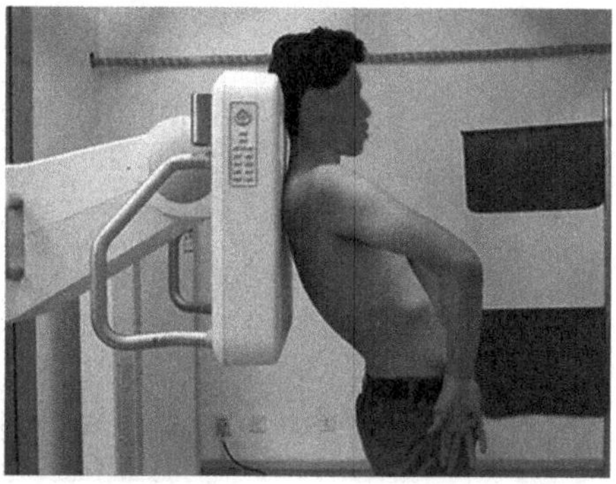

图2-2-11　胸部前凸前后位摆位

焦-片距:150~180 cm。

中心线:水平方向对准胸骨角与剑突连线中点,垂直于暗盒。

呼吸方式:深吸气后屏气曝光。

滤线设备:滤线器(+)。

(二) X线正常表现

胸部半轴位像,两侧锁骨投影于肺尖之上,前后肋骨接近重叠,两肺尖显示清晰,主要看肺尖病变(图2-2-12)。

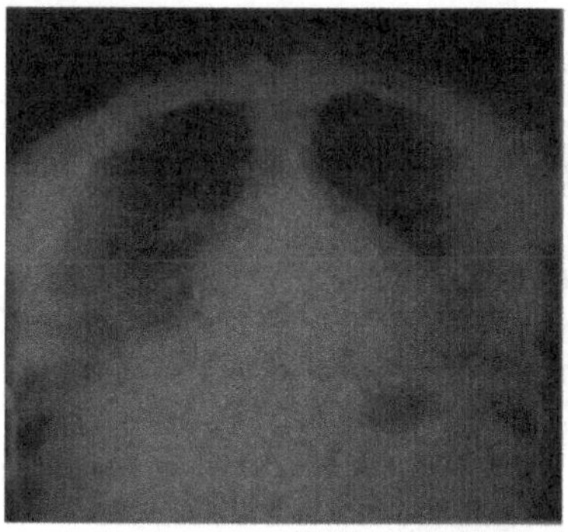
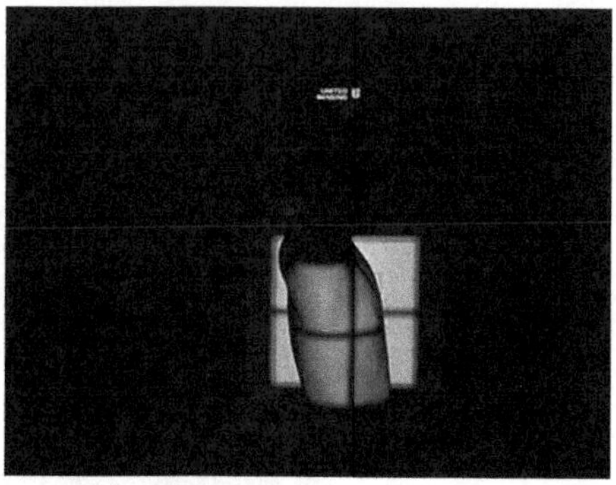

图2-2-12　胸部前凸前后位片

八、胸部前凸后前位(PA axial (lordotic) projection)

(一) X线检查技术

摄影体位:被检者面向摄片架站立,双足分开,两手拉住摄影架两侧,胸腹向前凸,腹部贴近暗盒,胸部正中矢状线对正暗盒中线,冠状面与暗盒成45°,暗盒上缘超出锁骨7 cm(图2-2-13)。

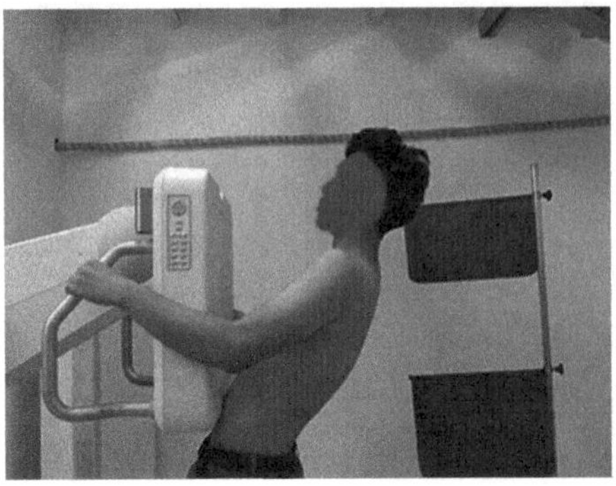

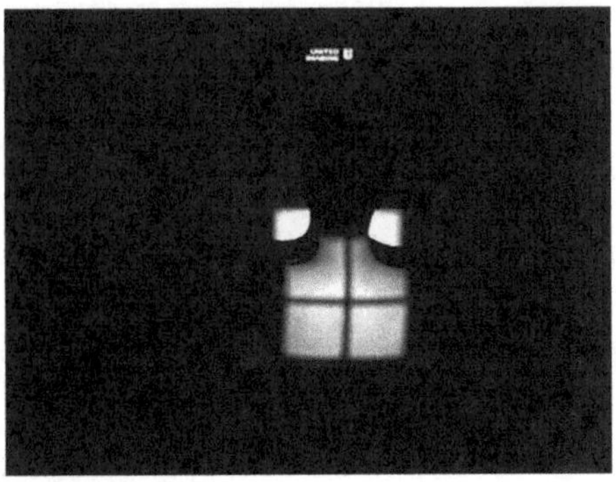

图2-2-13 胸部前凸后前位摆位

焦-片距:180 cm。

中心线:水平方向对准第4胸椎,垂直于暗盒。

呼吸方式:深吸气后屏气曝光。

滤线设备:滤线器(+)。

(二) X线正常表现

胸部半轴位像,两侧锁骨投影于肺尖之上,前后肋骨接近重叠,两肺尖显示清晰。主要看两下肺及叶间胸膜病变(图2-2-14)。

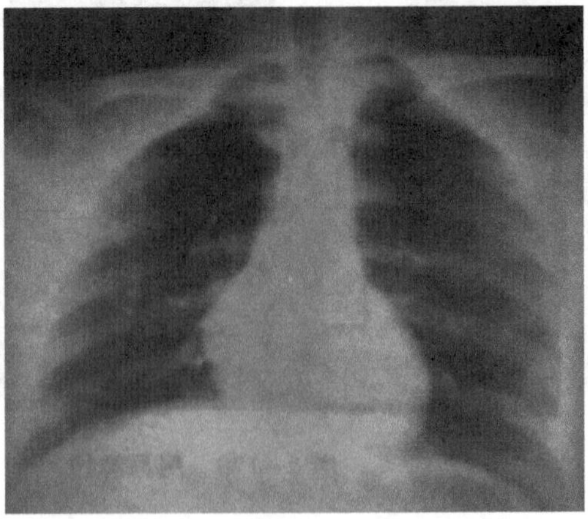

图2-2-14 胸部前凸后前位片

九、胸骨后前斜位(PA oblique sternum)

(一) X 线检查技术

摄影体位:① 被检者俯卧于摄影台上,两上肢置于身旁,身体正中矢状面对准台面中线,下颌前伸,前胸与台面贴紧,暗盒上缘包括胸骨切迹,下缘包括剑突(图 2-2-15);② 被检者取俯卧位或立位,上肢抱头,呈左前斜位,右侧远离台面,使冠状面与台面成 30°~40°,暗盒上缘包括胸骨切迹,下缘包括剑突。

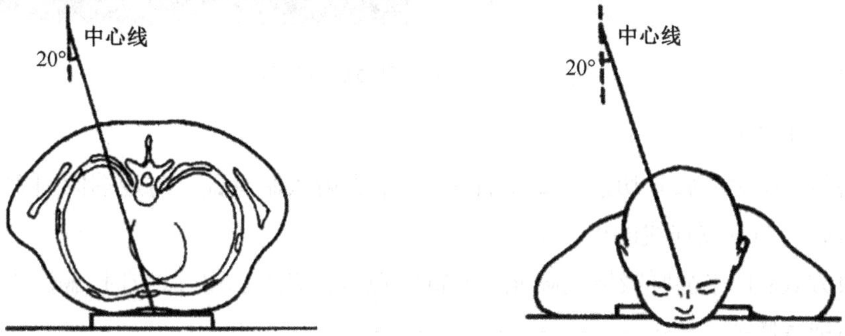

图 2-2-15　胸骨后前斜位摆位

焦-片距:70~100 cm。

中心线:① 对准肩胛骨内缘与第 4 胸椎连线的中点,向左侧倾斜 10°~30°,摄入暗盒中心;② 对准第 4 胸椎水平右侧约 10 cm 处,垂直射入暗盒。

呼吸方式:连续缓慢呼吸曝光。

滤线设备:滤线器(-)。

(二) X 线正常表现

可显示胸骨和胸锁关节的后前斜位影像,胸骨不与胸椎重叠,肋骨影像模糊。

注:摄影条件选用低毫安、长时间,目的是使肋骨与肺纹理在呼吸中形成运动模糊。

十、膈上肋骨前后位(AP ribs above the diaphragm)

(一) X 线检查技术

摄影体位:① 被检者直立于摄影架前,两足分开,与肩同宽,背向摄影架,身体正中面与暗盒中线重合,暗盒上缘与下颌齐平,两上肢外旋屈曲,手背置于髋部外上方;② 被检者仰卧于摄影床上,双手抱头,身体正中面与暗盒中线重合。第 7 颈椎及剑突包括在胶片内(图 2-2-16)。

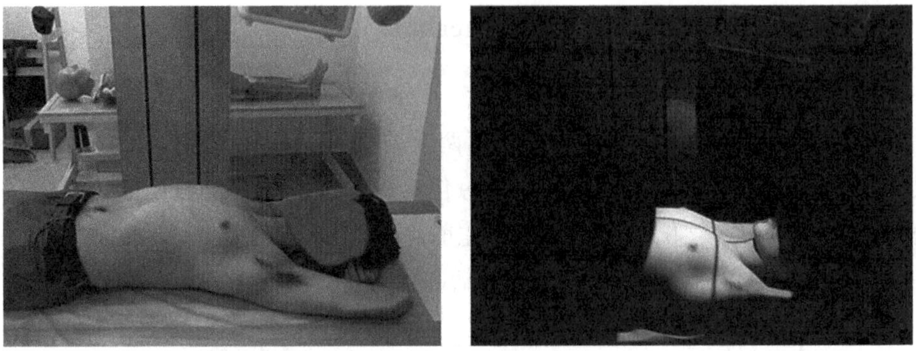

图 2-2-16　膈上肋骨前后位摆位

焦－片距:70～100 cm。

中心线:① 对准胸骨切迹第 2 肋骨水平,垂直射入暗盒;② 向足端倾斜 10°～15°,对准环状软骨与剑突连线的中点射入。

呼吸方式:① 平静呼吸屏气曝光,或深吸气后屏气曝光;② 卧位时,膈肌上移,必须深吸气后屏气曝光。

滤线设备:滤线器(＋)。

(二) X 线正常表现

第 1～7 前肋与第 1～10 后肋正位影像,肋骨从后上方向前下方弯曲,腋中线部分重叠较多(图 2-2-17)。

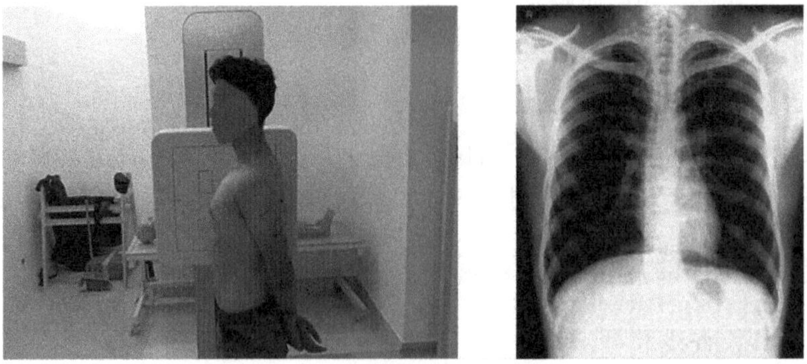

图 2-2-17　膈上肋骨前后位片

十一、膈下肋骨前后位(AP ribs below the diaphragm)

(一) X 线检查技术

摄影体位:被检者仰卧于摄影台上,身体正中与暗盒中线重合,上肢上举,下肢屈曲,双足踏于摄影台上,暗盒尽量包括被检部位及相邻组织(图 2-2-18)。

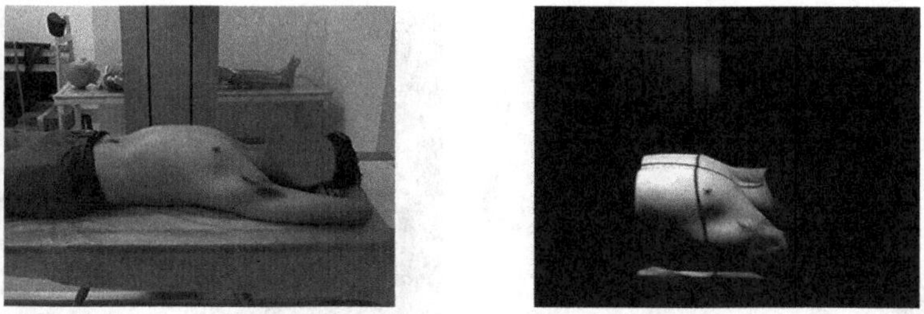

图 2-2-18 膈下肋骨前后位摆位

焦－片距:70～100 cm。

中心线:向头端倾斜 10°～15°,对准剑突与脐连线的中点射入。

呼吸方式:深吸气后屏气曝光。

滤线设备:滤线器(＋)。

(二) X 线正常表现

第 8～12 肋正位影像,骨纹理显示清晰(图 2-2-19)。

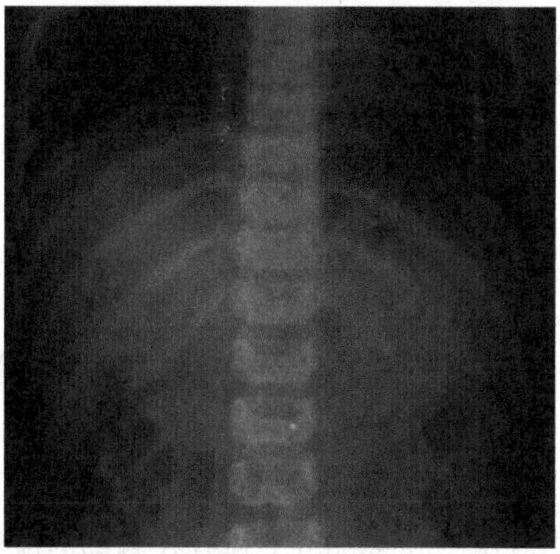

图 2-2-19 膈下肋骨前后位片

十二、肋骨斜位(AP/PA oblique ribs, LPO/RAO position)

(一) X 线检查技术

摄影体位:被检者背向暗盒站立于摄片架前,被检处紧贴暗盒,两足分开,与肩同宽,双臂上举抱头。身体冠状面与暗盒成 45°,并将脊柱至胸廓外缘连线中点置于暗盒中心,暗盒上缘与下颌齐平(图 2-2-20)。

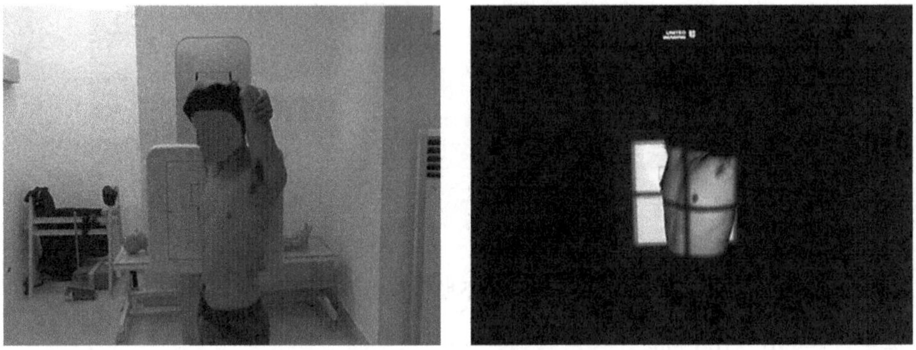

图 2-2-20　肋骨斜位摆位

焦－片距:70～100 cm。

中心线:对准胸骨中点,垂直于暗盒。

呼吸方式:若重点观察膈上肋,深吸气后屏气;若重点观察膈下肋,深呼气后屏气。

滤线设备:滤线器(±)。

(二) X线正常表现

被检者肋骨斜位影像,腋中线处肋骨影像显示较好。

注:可根据被检者病变部位不同,选择采用后前斜位或前后斜位。

(宋国权)

任务3　胸部CT检查技术及正常表现

胸部具有良好的自然对比性,X线和CT检查在胸部的应用较为普遍。CT具有分辨率高、无前后结构重叠、对细节显示较丰富、对小病灶和早期病变的发现较敏感等优点。特别是多层螺旋CT的广泛应用,使得CT成为诊断胸部疾病的重要手段,它可以在容积扫描的基础上根据需要进行各种重建(如二维重建、三维重建、CT仿真内窥镜、最大密度投影、最小密度投影等)。对于一些难以定性的病例,可在CT引导下对病变进行穿刺活检,这在临床上应用广泛,为胸部疾病定性诊断提供了可靠保证。

一、全胸扫描

胸部CT扫描时,一般取仰卧位,双臂上举过头,有时为了解胸水的流动性,鉴别包裹性积液或背部肺组织内坠积改变时,可采用俯卧位。扫描前应对患者进行呼吸训练(特别是老年人),一般在吸气末屏气进行扫描。

1. 定位像

用于扫描定位的图片，类似于一张胸部正位片，常规定位范围从肺尖到后肋膈窦，也可只对局部兴趣区进行扫描。心脏成像的扫描范围为气管隆嵴下 10 mm 至膈下 20 mm。肺动脉、主动脉成像的扫描范围为主动脉弓顶至膈上。

2. 平常扫描

一般采用横断面扫描，层厚 8～10 mm、层间距 8～10 mm 连续扫描，可根据病灶情况决定是否加扫薄层或高分辨率扫描。随着螺旋 CT 的广泛应用，可进行容积扫描后根据需要进行图像重建，扫描技术参数因机器型号不同而有所差异。

3. 增强扫描

下列情况需进行增强扫描：① 明确肺或纵隔病变与毗邻的血管等结构的关系；② 血管性病变；③ 鉴别血管与淋巴结；④ 了解病变的血供情况；⑤ 特别消瘦的患者因纵隔缺少脂肪对比，CT 影像境界不清。

造影剂注射方法：常规采用一次大剂量静脉团注法，剂量 80-100 mL，根据机器的性能和患者的病情决定注射的速度、扫描方式和扫描时间。扫描期相根据病情需要确定：开始注药后 20～25 s 扫描动脉期，或者根据时间密度曲线确定动脉期；开始注药后 60～80 s 扫描静脉期。

4. 高分辨率 CT(high resolution computed tomography，HRCT)

HRCT 图像具有非常好的空间分辨率，能清晰地显示肺组织的细微结构，常采用薄层、大矩阵、小视野、高千伏进行扫描，但 HRCT 扫描不需要造影剂增强。HRCT 常用于肺部弥漫疾病的诊断和鉴别诊断，以及肺和纵隔结节性病变的诊断。

5. 双源 CT(dual source computed tomography，DSCT)

此技术在心脏扫描检查中的最大优势是提高了时间分辨率。放射剂量低是双源 CT 在心脏扫描检查中另一优势。DSCT 不再需要人为降低心率，真正实现了常规、快速、可靠的心脏图像采集。DSCT 的基本扫描重建模式是单扇区重建。

二、胸部 CT 血管造影

（一）扫描技术

胸部 CT 血管造影(CT angiography，CTA)是指应用胸部螺旋 CT 增强扫描时，在受检的靶血管内造影剂充盈的高峰期进行连续容积采集，然后运用计算机的后处理功能，重建受检血管的立体影像。CTA 在胸部的应用主要有以下几方面：

（1）胸主动脉及弓上分支的 CTA 能可靠地显示大血管 2～4 级分支及复杂血管变异情况，对一些重叠部位的血管畸形和复杂血管结构显示较好。

（2）CTA 作为检查冠心病的一种方法，其特点是快速、相对安全、创伤小，目前在临床有着广泛的应用。

(3) 肺动脉 CTA 对诊断肺动脉及其较大分支的病变、肺部肿瘤的准确分级和定位及了解肿瘤与血管的关系有很大帮助。

胸部 CTA 的局限性在于它对动脉远端及小血管效果欠佳,对碘剂过敏或心肾功能不全的患者有一定的危险性。胸主动脉瘤患者在 CTA 过程中有发生动脉瘤破裂的危险,在进行扫描参数设置和医患沟通时应引起足够的重视。临床经验表明,大部分扫描失败的原因都是患者呼吸训练不够充分,产生呼吸伪影,导致图像质量下降。因此,扫描前必须对患者进行充分呼吸训练,以保证扫描的成功。

(二) 心脏和大血管 CT 表现

CT 平扫采用纵隔窗即能显示基本形态结构,CTA 可以清晰显示心脏和大血管的结构及各心腔大小和形态。因心脏和大血管结构复杂,在不同的层面会有不同的表现,结合前面正常纵隔窗表现进行观察,大致相仿,不再赘述。

(郑世军)

任务 4　胸部 MRI 检查技术及正常表现

一、扫描技术

(一) 线圈

通常使用体部线圈,有时为了观察前纵隔和胸壁体表病变可使用表面线圈。

(二) 扫描体位

患者常取仰卧位,两臂自然放在身体两侧,需嘱咐患者保持安静并均匀的呼吸。横断位是用于观察胸内结构的最好的切面。胸部 MRI 应首先做横断面扫描,然后根据病变诊断的需要做冠状位、矢状位或斜位扫描。横断位特别适用于评价气管旁间隙、前纵隔和肺门,冠状位有助于胸腔入口、主动脉窗和肺尖、肺底的观察,并适用于纵轴位或近于冠状位结构的观察。这些结构包括上腔静脉、气管、主支气管、锁骨下动脉、后奇静脉和肺静脉。冠状位对于肺门两侧的肿块显示较好,但对于肺门前后方的肿块以横断位为佳。矢状面和冠状面相同,能更好地观察肺尖、胸廓入口与肺底;同时,对于气管分叉下方的肿块与气管、肺动脉、左心房的关系,以及位于气管腔前方的小肿瘤观察较好。另外,对于肺门前后与肺门上方的肿瘤显示较好。冠状位与矢状面断层像显示解剖与疾病的方法对于临床医生来说较为熟悉。为了避免因部分容积效应所造成的错误,正确评估复杂的解剖区域,常常需要两个互相垂直方向的成像。

（三）扫描序列

基本上采用SE序列。一般需做T_1WI、T_2WI和质子密度成像。胸部成像通常不用反转恢复脉冲（IR）序列，因为绝大多数胸部病变为长T1信号，因而在IR序列上出现的信号弱，与病变、肺泡和支气管内的空气，以及肺门、纵隔血管壁的对比差，同时抑制脂肪信号，从而影响对纵隔影像的显示。梯度回波快速成像序列在胸部成像中很少采用，一般用于心血管疾病的检查。

（四）扫描参数

一般层厚以7～10 mm为宜，此可最大限度地减少部分容积效应并不失良好的信噪比。切面应尽可能连续。如有间隔，尽可能减少间距。矩阵为256×256或256×128，前者图像质量较好，分辨率较高，但扫描时间较长。

视场：为了检查整个胸部，避免肩部与手臂的联合效应，视场应宽些。信号平均数为2～4个，以4个图像质量为佳。

（五）门控技术

心电门控对于心脏和心包的观察是必不可少的。对于纵隔内大血管、肺门、心旁肿块的影像也可得到明显改善。心电门控成像能抑制心脏大血管相关的相位编码方向上的伪影，伪影影响心后纵隔内病变的观察。若心律不规则，不宜用心电门控。

呼吸门控能减少呼吸运动伪影，提高影像质量，可与心电门控结合进行。它是通过选择性地处理呼气或吸气过程中某一时相所接受的信号来实现的，可规定一个阈值来确定呼吸门控的宽度与相对位置。呼吸门控常使用一个能测量胸部运动的胸带（气压感受器），或使用一对温度灵敏的传感器来测定鼻腔空气的温度，而温度值与气流速度成正比。因为呼吸周期并非规律，同时采用呼吸门控明显延长了检查时间（根据呼吸频率可延长1.5～4倍），所以在实际工作中很少应用。

（六）造影剂

在胸部病变检查中，一般无须使用造影剂。在少数情况下（如肺动静脉畸形、胸内复杂病变）才采取Gd-DTPA MRI增强扫描。

（七）注意事项

1．适应证

MRI检查具有对比分辨率高、多参数成像、任意方位断层、可显示心脏和大血管腔、无骨伪影、无放射线损伤等优点。纵隔肿瘤，纵隔淋巴结肿大，主动脉、肺动脉和上腔静脉病变，心脏的形态和功能，先天性心脏病，后天性心脏病，心包病变，膈肌和胸壁肿瘤等均为MRI检查的适应证。对于肺部病变的检查，MRI不如CT；对于肺癌伴纵隔转移或合并肺不张，MRI检查会有所帮助。

2．禁忌证

安装心脏起搏器及体内埋置有其他电刺激装置者，眼眶内有金属异物者，动脉瘤金属结扎者，胸部有弹丸或其他金属异物存留者。有些金属置入物如心脏瓣膜及骨结合术物质，也不宜做MRI检查。

二、心脏检查方法

心脏是个结构复杂、不断跳动的脏器，要想获得清晰的心脏磁共振成像，需要足够的时间分辨率及空间分辨率。快速磁共振心脏成像技术结合心电门控及屏气技术，可用于心脏形态结构、心室功能、心肌灌注及冠状动脉的形态、血流检查。

（一）线圈

常选用12通道线圈。

（二）扫描层面

1．横断面

垂直于体轴的断面图像，是心脏MRI的基本层面，辅以冠状面及矢状面能较好地显示心脏房、室及大血管的形态和位置关系。

2．心脏特有成像层面

因心脏自身固有的轴向与人体的横断面、冠状面、矢状面并不一致，根据心脏自身轴向成像才能避免容积效应，更准确地显示心脏的形态和功能。因此，心脏长轴层面及短轴层面也是常用的层面。

（1）两腔心切面：在横轴位上，沿左心室心尖至二尖瓣中点的连线成像即可获得平行于室间隔的长轴，也称心室长轴切面。

（2）四腔心切面：在两腔心上沿左心室心尖至二尖瓣中点连线即可获得垂直于室间隔的长轴，也称水平长轴切面。

（3）心脏短轴切面：以平行于室间隔的长轴作为定位图像，沿垂直于室间隔方向成像，即短轴切面。

因此，心脏磁共振成像主要包括横断面、冠状面、矢状面、心脏长轴切面（两腔心和四腔心）、心脏短轴切面等，可根据诊断需要适当选择应用。

（三）扫描序列

1．自旋回波（SE）序列

SE序列成像可获得不同心动周期同一时相的黑血图像，快速SE序列（FSE序列）是在SE序列的基础上增强单次激发内的信号采集量，从而提高成像速度，主要获得重T_2WI。FSE序列具有明显的流空效应，是目前常用的黑血序列之一。FSE序列属于SE序列的改进序列，可良好地显示心脏大血管的解剖细节，是心脏、大血管常用的序列，用于心脏的形态学、冠状动脉及桥血管的成像检查。

2．快速梯度回波（GRE）序列

目前临床上常用的几种GRE序列有快速小角度激发（fast low angle shot，FLASH）

及 Turbo FLASH，稳态进动梯度回波（fast imaging with steady procession, FISP）及 True FISP，稳态下快速梯度重聚采集（gradient recalled acquisition in the steady state, GRASS）。快速 GRE 技术可在 1s 内（300～1 000 ms）获得图像数据，一次屏气获得单层面多时相电影图像或多层面同一时相图像。目前，Turbo FLASH 及 True FISP 序列可用于磁共振电影成像、心肌灌注图像、冠状动脉及桥血管成像，进行心肌功能、心肌血流灌注、心肌活性、冠状动脉及桥血管形态的检查。

3. 平面回波技术（EPI）

目前最快的磁共振检查技术，可与 SE 或 GRE 序列结合使用，形成 SE-EPI 和 GRE-EPI 成像，用于心肌灌注成像及心脏形态、电影成像。

（四）扫描参数

一般心脏磁共振成像层厚为 8～10 mm。间隔依诊断需要可定为 0～10 mm 不等，矩阵为 256×256 或 128×256。

（五）磁共振电影成像

磁共振电影成像可将任意切面在心脏舒缩过程中不同时相得到的一系列磁共振影像，按照心腔从大到小的顺序加以回放，产生一个心动周期内的心脏运动的连续影像，是心脏磁共振心功能检查的核心内容。可准确地测量舒张期及收缩期的室壁厚度并以此计算出收缩期室壁增厚情况。磁共振电影成像还可显示瓣膜开放的程度，通过狭窄或关闭不全瓣膜的快速血流因信号丢失，显示狭窄或关闭不全的部位、形态、程度，观察瓣膜大小、有无增厚、活动有无受限和固定。

（六）心肌灌注检查

心肌灌注检查具有很高的时间分辨率和空间分辨率，能够对缺血区域准确定位。在一个心动周期内，冠状动脉的血流在心室收缩期暂停或大为减少，而舒张期则明显增加，因而灌注图像的采集应在舒张期进行。

（七）磁共振心肌活性检查

磁共振心肌活性检查包括常规磁共振扫描、对比剂增强延迟扫描、药物负荷磁共振心功能检查三项内容。常规自旋回波 MRI 仅能判断急性及陈旧性心肌梗死的发生，而不能检测到梗死区域内及周边的存活心肌。现代对比增强磁共振心肌活性检查可清晰地显示心内膜至心外膜间心肌梗死的透壁程度及梗死区存活心肌的范围，做出心内膜下心肌梗死的准确诊断并判断程度，以此预测血运重建术后的心功能改善情况。对比增强磁共振心肌活性检查所显示的大面积延迟增强区域内，常能够观察到信号减低的区域，为“无再灌注区”或“无复流区”，它并非存活心肌，而代表着重度的无可恢复的心肌坏死。如果急慢性心肌梗死区域内存在一定数量的存活冬眠心肌即会对正性肌力药物（小剂量多巴酚丁胺）做出收缩反应，负荷心功能检查利用这一特性，判断梗死区内是否存在相当数量的存活心肌，从而对患者是否应当进行血运重建治疗做出准确判断，并可对血运重建术后相应区域收缩功能的恢复情况进行预测。负荷超声检查由于声窗的图像质量不一,以及切面很难保证与室壁垂直,造成测量不准确,使其无法对药物负荷后室壁的增厚做出准确的测量,而往往只能做出存活心肌出现收缩运动这一定性判断。而负荷磁共振心功能检查对存活心肌负荷后出现收缩运动时室壁的增厚程度具有明确的定量标准,这一定量标准大大增加了预测血运重建术后阶段性收缩功能恢复的准确性。

(八) 磁共振血管成像(MRA)

磁共振血管成像能清楚地显示畸形的病变,在先天性心脏病的诊断中正逐步替代X线心血管造影。MRI的GRE电影和血流测量扫描还能进行心功能和分流量测量,显示血流的充盈顺序,是超声检查重要的补充检查手段,此外,在诊断先天性心脏病时应密切结合临床。

三、胸部正常MRI表现

为了方便起见,本书选出具有代表性的层面加以分析,并以层面中具有特征性的解剖结构予以命名,使读者较快地熟悉与掌握正常胸部的MRI表现。横断位是最基本的扫描体位,此可与CT对照。冠状位与矢状位一般作为补充扫描体位,但有时候对诊断有很大的帮助。

(一) 横断位

自上而下可选出以下10个代表性层面。

1. 胸锁关节层面(图2-4-1)

在此层面上可见到3对血管,排列在气管两侧。靠前、靠外的是一对锁骨下静脉,靠后贴着胸膜的是一对锁骨下动脉。左、右颈内动脉紧贴气管的两旁,食管位于气管和椎体之间。有时在此层面上可见到甲状腺下极位于气管两侧。

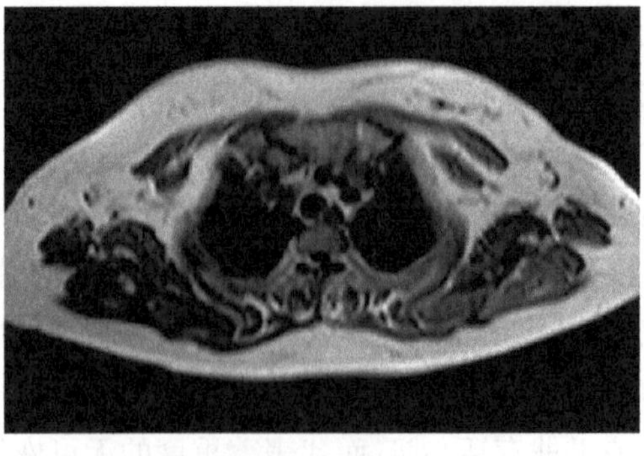

图2-4-1 胸锁关节层面(横断位)

2. 主动脉弓上(左头臂静脉)层面(图2-4-2)

左头臂静脉自左向右横过左颈总动脉与无名静脉前方,与右头臂静脉汇合成上腔静脉。

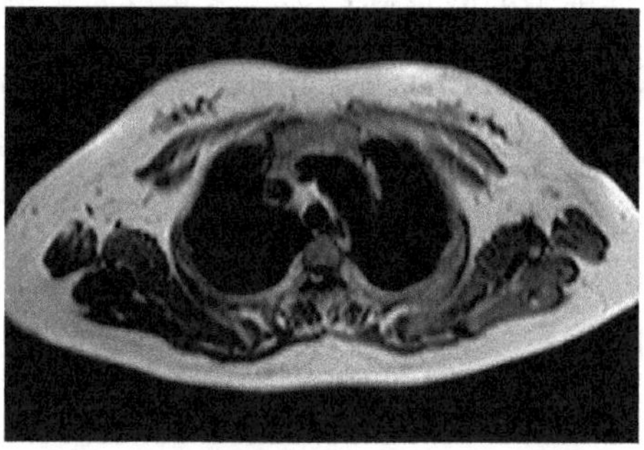

图 2-4-2　主动脉弓上层面(横断位)

3. 主动脉弓层面(图 2-4-3)

主动脉弓自右前向左后斜行,其前部位于气管的前方,与上腔静脉的前内表面相邻;中部位于气管左侧;后部为主动脉结节与降主动脉连接处,位于食管左侧。

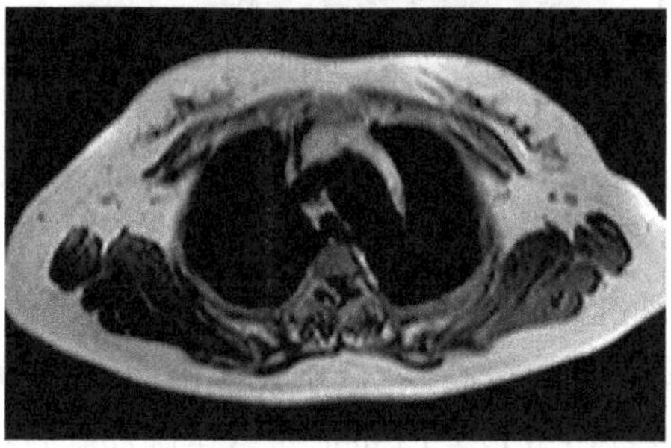

图 2-4-3　主动脉弓层面(横断位)

4. 主肺动脉窗层面(图 2-4-4)

相当于气管远部平面,多数成年人的主肺动脉窗内充满脂肪(呈高信号),可包含数个淋巴结(为低信号),其上界为主动脉弓下缘,下界为左侧肺动脉,前方为升主动脉,后方为气管。主肺动脉窗的容积大小不一,因人而异。在同一层面上,升主动脉的直径总是大于降主动脉,两者比值为 1.1 ~2.2。奇静脉弓通常位于此层面上,自椎体前方向前

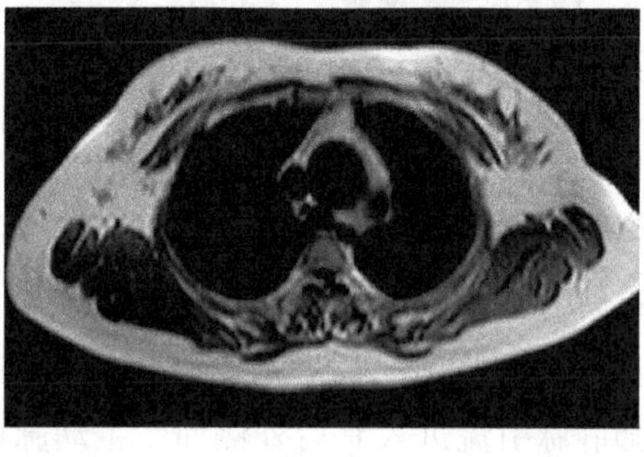

图 2-4-4　主肺动脉窗层面(横断位)

贴着气管右侧壁走行,然后进入上腔静脉后面。奇静脉与上腔静脉连接处的内侧区域(气管前与腔静脉后间隙),除包含脂肪与一些结缔组织外,通常还包括数个淋巴结,常称为奇静脉淋巴结,直径可达 10 mm,它们引流支气管肺和隆突下淋巴结,向上输入中纵隔气管旁组淋巴结。

5. 左肺动脉层面(图 2-4-5)

此为主肺动脉窗之下界,主肺动脉向后延伸为左肺动脉,正好位于气管隆嵴或左侧主支气管的左外侧,左上肺静脉、左上肺动脉的后外侧,右上叶支气管的起始处也见于此平面。

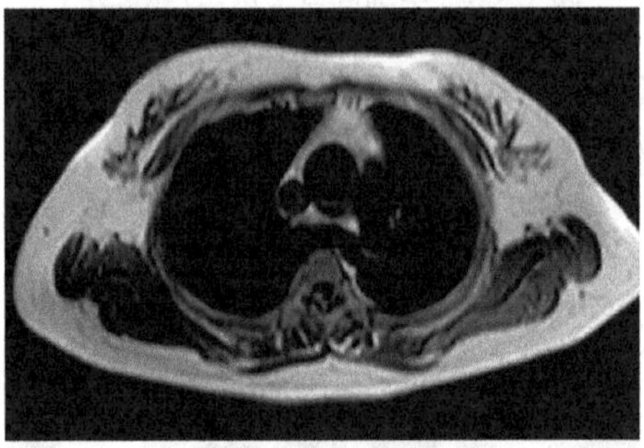

图 2-4-5　左肺动脉层面(横断位)

6. 主肺动脉与右肺动脉层面(图 2-4-6)

右肺动脉从主动脉向后延伸至右侧,位于腔静脉后方、中间段支气管前方,右肺动脉心包内部分正常的测量直径为 12 ~ 15 mm,正常主肺动脉直径不应超过 29 mm。左侧叶间动脉位于左上叶支气管的后外侧。右肺静脉一般见于右肺动脉外侧面,左肺静脉见于左上叶支气管前方。

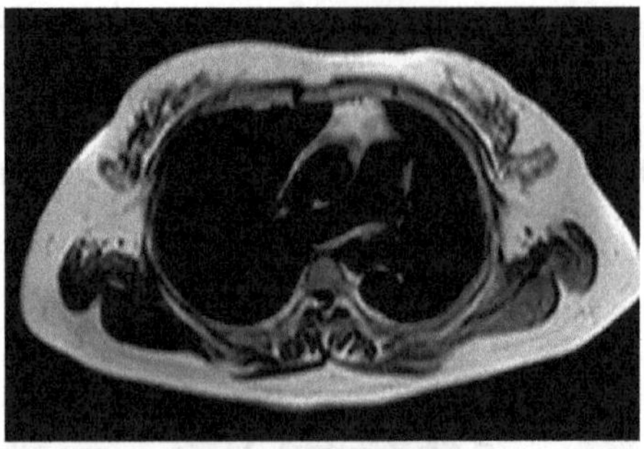

图 2-4-6　主肺动脉与右肺动脉层面(横断位)

7. 左心房层面(图 2-4-7)

左心房前方为主动脉根部和右心房,后方为奇静脉、食管和降主动脉。左心房中部前后径为 3 ~ 4.5 cm,下肺静脉引流进入其后外侧面。主动脉根部位于右室流出道、主肺动脉右后侧。冠状动脉可见于纵隔脂肪内,从主动脉窦发出。心外脂肪丰富时可勾画出房间沟和房室沟，奇静脉食管隐窝也见于此层面。

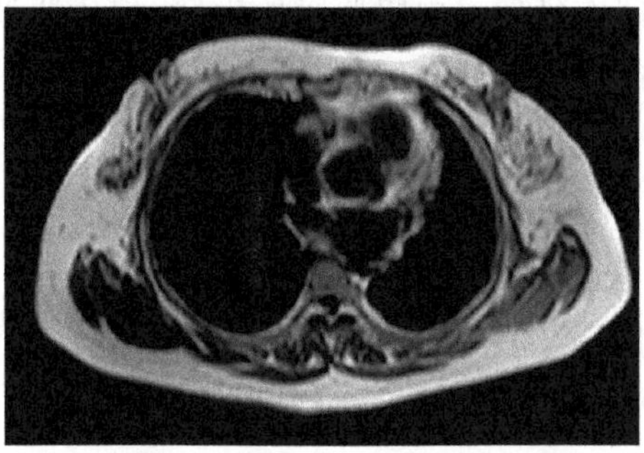

图 2-4-7 左心房层面（横断位）

8. 四腔心层面（图 2-4-8）

在此层面可见房、室间隔，左、右心室和左、右心房，二尖瓣与三尖瓣大致可见。

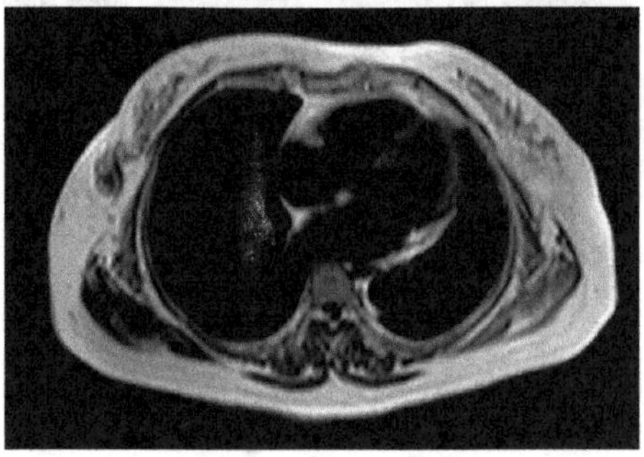

图 2-4-8 四腔心层面（横断位）

9. 心室层面（图 2-4-9）

在此层面可见左、右心室，室间隔。有时在心脏前表面，于室间沟区域有一浅切迹，切迹的脂肪内可见前降支断面。心包位于心脏的前外侧面。冠状静脉窦位于右心室下面、下腔静脉内侧。在其上方层面有时可见冠状静脉窦的垂直段沿左心房后外侧走行。

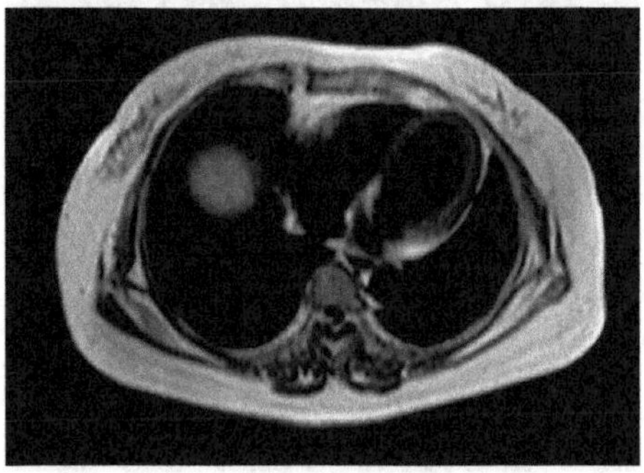

图 2-4-9 心室层面（横断位）

10. 膈肌脚后层面

此层面为后纵隔的向下延伸。由膈肌脚所围绕，位于膈肌后方的间隙，为连接胸腹腔的通道。膈肌脚后间隙在膈肌腱膜裂孔水平，有食管、降主动脉，还有脂肪、奇静脉、半奇静脉、胸导管及伴随的淋巴结通过。此区域内的正常淋巴结横切面径线不超过 6 mm。

（二）矢状位

自右向左可选出以下 4 个有代表性的层面。

1. 上腔静脉层面（图 2-4-10）

此层面可见到上腔静脉、右心房、下腔静脉、右肺动脉断面、左心房、气管等。

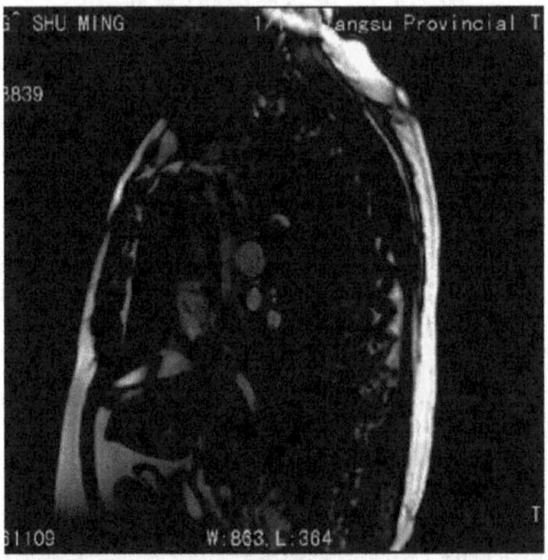

图 2-4-10　上腔静脉层面（矢状位）

2. 升主动脉层面（图 2-4-11）

此层面显示升主动脉、无名动脉、左右心房、房间隔、右肺动脉等。

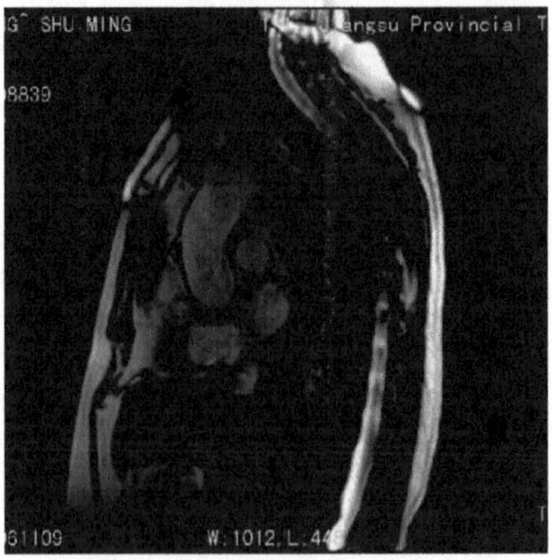

图 2-4-11　升主动脉层面（矢状位）

3．右室流出道与肺动脉干层面

此层面显示右心室、右室流出道、肺动脉干、左肺动脉、左心室、主动脉弓、左颈总动脉、左锁骨下动脉、左主支气管等。

4．胸主动脉层面（图 2-4-12）

此层面可见到左、右心室，肺动脉干，降主动脉，左锁骨下动脉，左主支气管等。

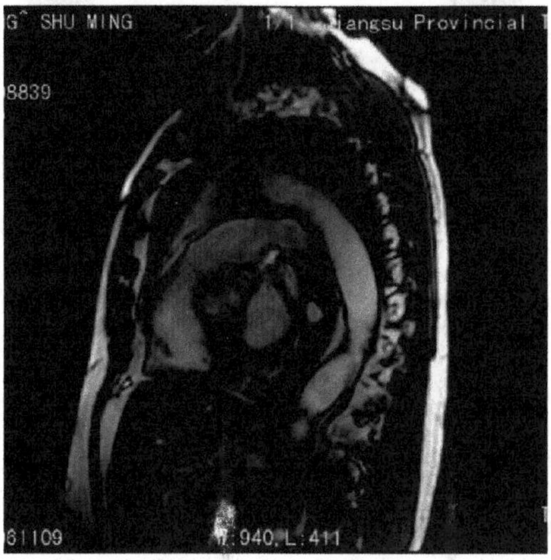

图 2-4-12　胸主动脉层面（矢状位）

（三）冠状位

自前向后有以下 6 个具有代表性的层面。

1．右心室层面（图 2-4-13）

此层面可见右心室、右室流出道、肺动脉干、前纵隔胸膜联合线、左心室等。

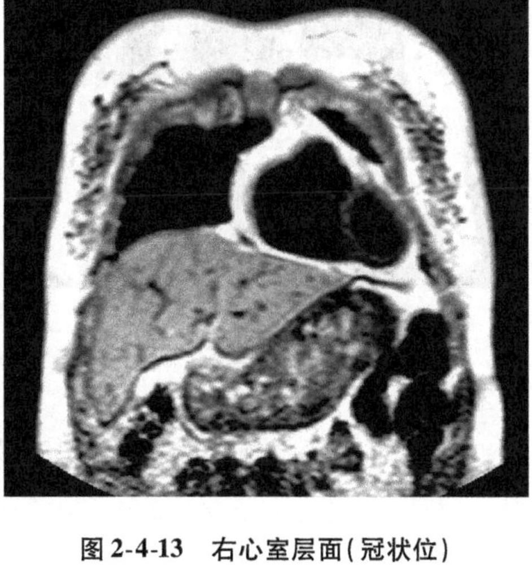

图 2-4-13　右心室层面（冠状位）

2. 升主动脉层面(图 2-4-14)

此层面可见右心房、左心室、升主动脉、左侧头臂静脉、无名动脉、右侧头臂静脉、肺动脉干等。

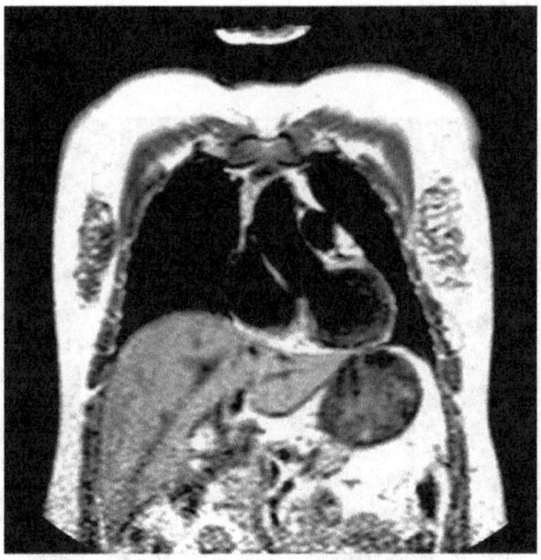

图 2-4-14　升主动脉层面(冠状位)

3. 上腔静脉层面(图 2-4-15)

此层面显示的解剖结构有上腔静脉、右心房、升主动脉、左心室、左颈总动脉、肺动脉干等。

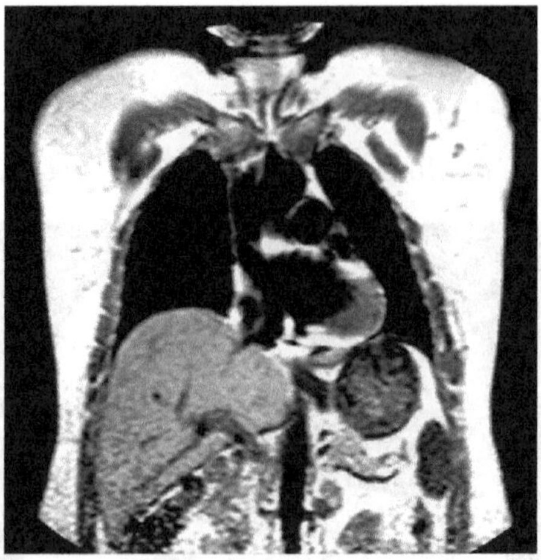

图 2-4-15　上腔静脉层面(冠状位)

4. 右肺动脉层面(图 2-4-16)

此层面可见主动脉结、左锁骨下动脉、左肺动脉、左心房、奇静脉、右肺动脉等。

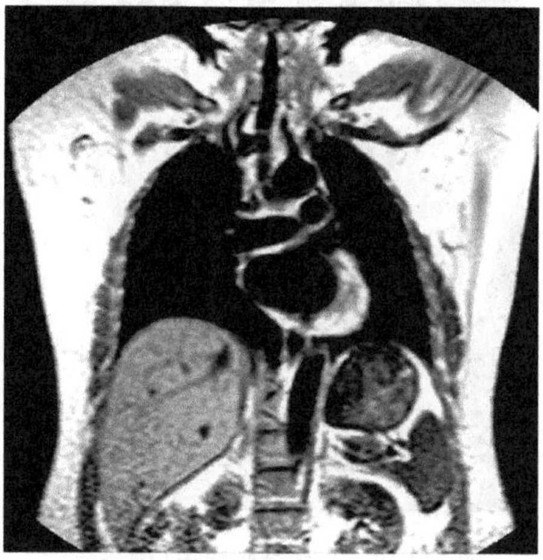

图 2-4-16　右肺动脉层面(冠状位)

5. 支气管分叉层面(图 2-4-17)

此层面可见气管,左、右主支气管,左心房,左、右上肺静脉,右心房,下腔静脉,气管隆嵴下间隙在此层面上显示最佳。

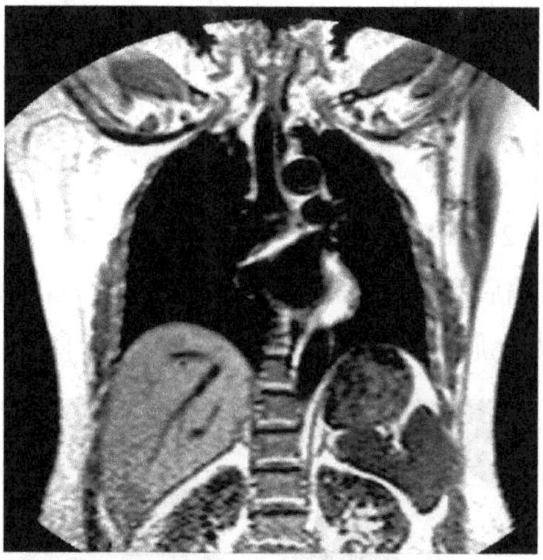

图 2-4-17　支气管分叉层面(冠状位)

6. 胸主动脉层面(图 2-4-18)

此层面可见降主动脉、奇静脉、脊柱等。

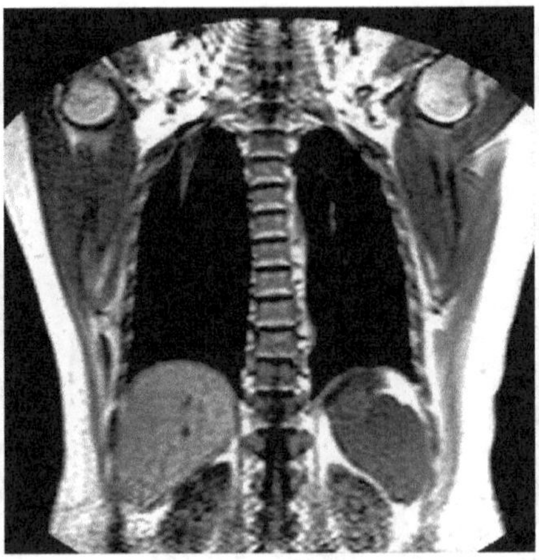

图 2-4-18 胸主动脉层面(冠状位)

四、心脏正常 MRI 表现

心脏 MRI 通过三维图像能良好地显示心脏的解剖结构。横断位显示房间隔最佳,而长轴位及短轴位显示室间隔、心肌壁厚度及心腔大小较佳。心包连同少量心包液体在 SE 序列像上表现为薄带状无信号或低信号结构,右心室前面部分的心包显示最好。MRI 有多种脉冲序列,从图像上依据血池信号分为黑血和白血两种类型。各层面 MRI 图像介绍如下:

(一) 横断面

1. 主动脉弓层面(图 2-4-19)

前方为胸骨,其后方偏后侧可见一粗大血管影由气管右前弧形走行至左后,为主动脉弓。主动脉弓右方可见上腔静脉,其左后依次为气管和食管。

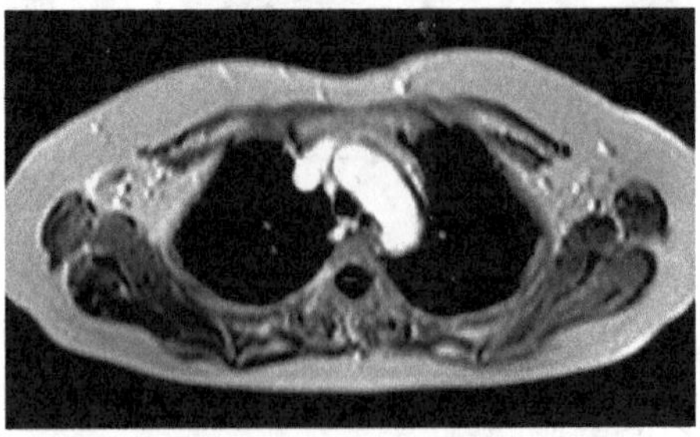

图 2-4-19 主动脉弓层面(横断位)

2. 主动脉弓下层面(图 2-4-20)

气管右前方为升主动脉,脊柱左前方为降主动脉。升主动脉右后方可见上腔静脉。此层可见奇静脉由脊柱右前方绕血管右缘向前注入上腔静脉。气管与降主动脉之间可见食管。

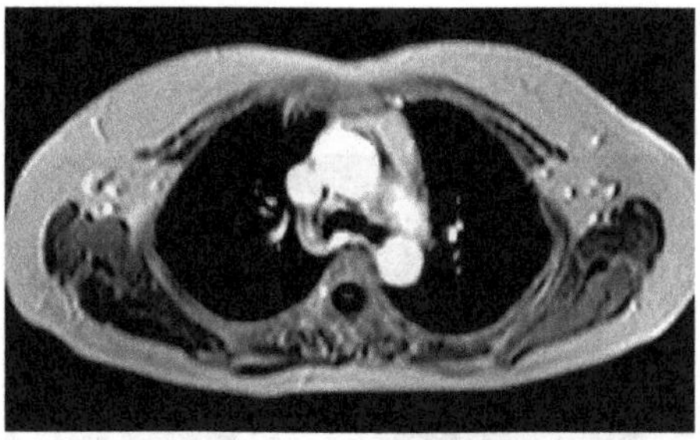

图 2-4-20　主动脉弓下层面(横断位)

3. 左肺动脉层面(图 2-4-21)

纵隔正中,可见横向走行的左、右主支气管。升主动脉位于纵隔右前部,其左后方、左主支气管左前方可见一弧形向左走行的血管影为左肺动脉。升主动脉右后方为上腔静脉。降主动脉位于脊柱左前方,其右侧、脊柱前方可见奇静脉。

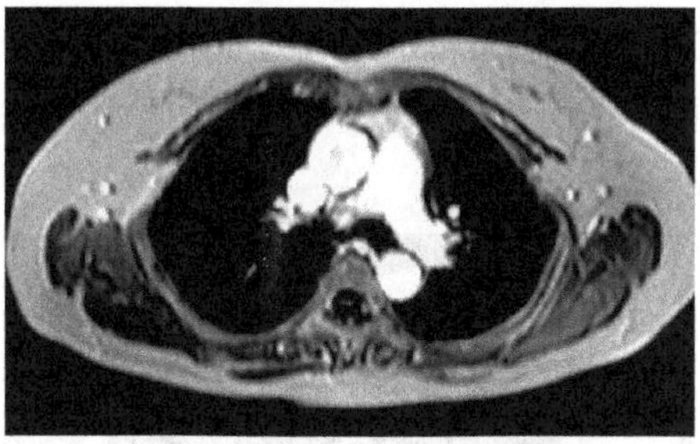

图 2-4-21　左肺动脉层面(横断位)

4. 右肺动脉层面(图 2-4-22)

升主动脉位于右侧,其左前方为主肺动脉。右肺动脉自主肺动脉发出,向后绕升主动脉左后壁,由左前向右后走行入右肺门。升主动脉右后方由内向外依次可见上腔静脉及右上肺静脉。左上肺静脉位于左主支气管左前方,其后方为左下肺动脉。

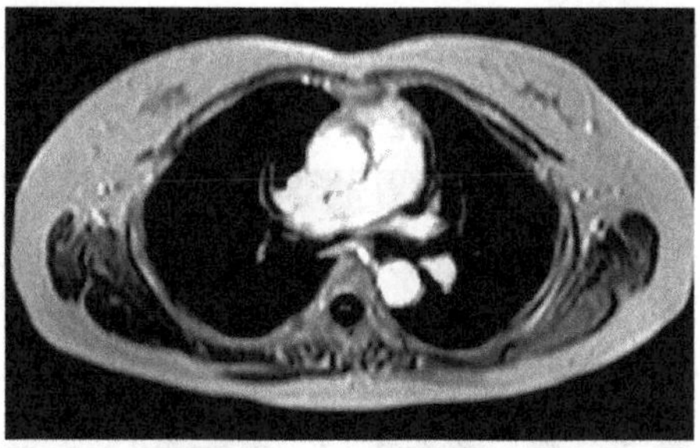

图 2-4-22　右肺动脉层面(横断位)

5. 主动脉根部层面(图 2-4-23)

升主动脉根部居中,三个主动脉窦按前、左后、右后位置关系分别为右窦、左窦及后窦。左窦位置较高，而右窦、后窦较低。右心室流出道（主肺动脉）位于其前方，后方为左心房及房耳部，右侧为右房耳部，右后方为上腔静脉。左心房两侧可见肺静脉。

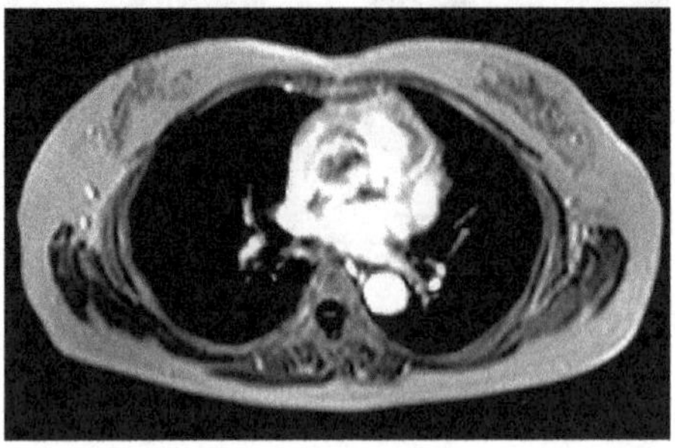

图 2-4-23　主动脉根部层面（横断位）

6. 左心室流出道层面（图 2-4-24）

即五腔心层面。该层面包括左心房、左心室、右心房、右心室及主动脉窦-左心室流出道。左心房、左心室位于左侧，左心室在前，左心房在后，两者之间为二尖瓣。右心房、右心室位于右侧，右心室在前，右心房在后，两者间为三尖瓣。两心室之间为室间隔，两心房之间为房间隔。

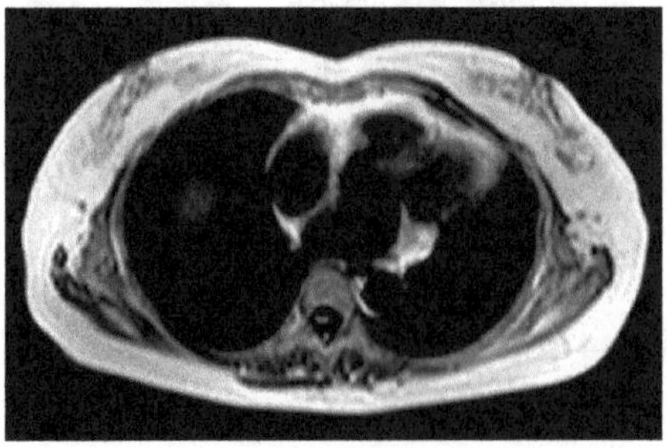

图 2-4-24　左心室流出道层面（横断位）

7. 左心室体部层面（图 2-4-25）

纵隔几乎完全由左心房、左心室、右心房、右心室四个心腔及位于心脏后方的降主动脉组成。各房室所见与左心室流出道层面大致相同。

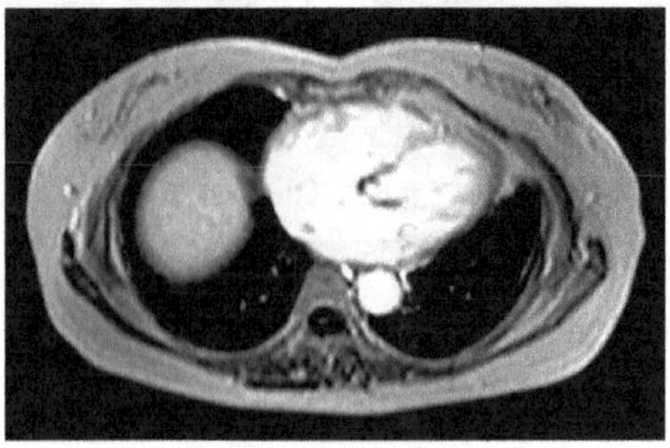

图 2-4-25　左心室体部层面（横断位）

8．左心室膈面

心影前部为右心室，其右后方为部分右心房及下腔静脉结构。右心室左后方为左心室。该层面内各房室均较以上各层面小。

（二）冠状面

1．左心室-升主动脉层面（图 2-4-26）

可显示左心室心腔、主动脉窦结构、升主动脉及部分主动脉弓，右无名动脉及左颈总动脉自主动脉弓发出。升主动脉左侧可见呈长圆形的主肺动脉。左肺动脉左下方为呈三角形的左心房耳部。左心室右侧为右心房，与上腔静脉相连。

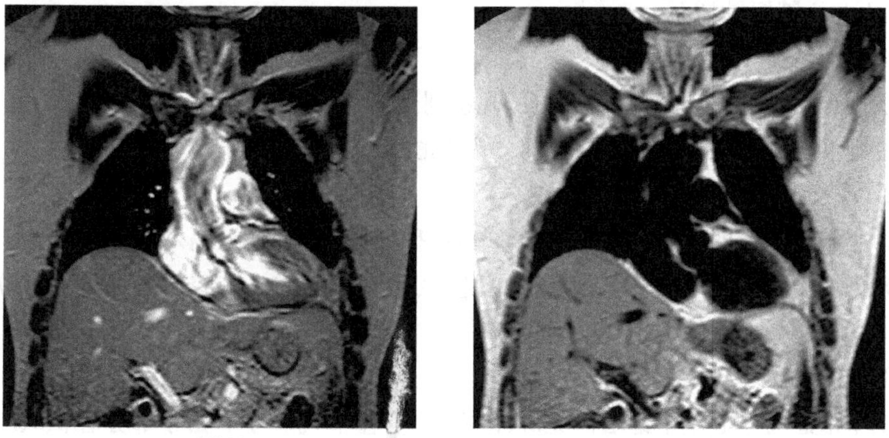

(a) 增强　　(b) 平扫

图 2-4-26　左心室－升主动脉层面（冠状位）

2．左心房中部层面

呈椭圆形的主动脉弓位于左上纵隔内，其右侧为气管分叉及左、右主支气管。两主支气管外下方为两侧肺动脉。气管分叉正下方为左心房，本层面可见两上肺静脉汇入左心房（如切层略偏后，也可同时观察到四支汇入左心房的肺静脉）。

（三）矢状面

1．正中矢状位层面

纵隔后部为主动脉弓及降主动脉。左锁骨下动脉自主动脉弓部发出。主动脉弓前下方可见主肺动脉及右心室流出道。右心室流出道后方为室间隔及左心室，左心室后方通过二尖瓣口与左心房相连。

2．三尖瓣口层面

该层面位于正中矢状位层面右侧。纵隔后部可见上腔静脉汇入右心房，右心房前方为三尖瓣口及右心室。纵隔后上部见横行的奇静脉引流入上腔静脉。奇静脉下方可见两个类圆形结构，前方的为右肺动脉，后方的为右主支气管。右肺动脉下方为右上肺静脉及右下肺静脉。

（四）心脏长轴层面

1. 四腔位心切面

垂直于室间隔及房间隔，右侧前后分别为右心房及右心室。左侧为左心房及左心室。右心房、室之间为三尖瓣，左心房、室之间为二尖瓣。左心室肌壁厚，肌小梁粗大，腔内可见横行的调节束。

2. 两腔位切面

左下方呈椭圆形的心腔为左心室，其后上方为左心房，两者之间为二尖瓣口。在此层面左心室腔内可见呈三角形的前、后两组乳头肌。

（五）心脏短轴切面

1. 左心室底部层面

层面正中为升主动脉根部，往往可观察到三个主动脉窦。其后下方为左心室，正上方为主肺动脉。该层面主动脉根部前方为右心房，右心房下方与下腔静脉相连。

2. 左心室中部层面

为心脏短轴位的一个重要层面。左心室呈椭圆形，占据纵隔左缘的大部分。可清楚观察到左心室前间壁、侧壁、侧后壁、后壁及室间隔。左心室腔内还可以见到分为前后两组的类圆形充盈缺损，为乳头肌。

3. 左心室心尖部层面

基本形态与左心室中部层面类似，但左、右心室腔均较小。由于部分容积效应的影响，其对心尖部的观察不如长轴位。

（石海峰）

任务5　胸部超声检查技术及正常表现

一、M型超声心动图

M型超声心动图是20世纪60年代发展起来的超声诊断技术，主要用于测量心脏及血管内径，观察各瓣膜及室壁的运动情况，对诊断二尖瓣狭窄、心包积液、心肌病、室壁节段性运动不良及心功能测定有一定的临床价值。近年来虽然已发展了二维超声诊断技术，但M型超声心动图在心腔内径测量与血管及室壁运动观察方面仍优于二维超声。

（一）常规探测区（图2-5-1）

1区从前到后分别为右室腔、室间隔、左室腔（较小）、后乳头肌及左室后壁。本区接近心尖，心腔小，不作测量标准。

2 区又分为2a 区及2b 区。2a 区从前到后分别为右心室、室间隔、左室腔、二尖瓣腱索、左室后壁。该区为心壁厚度、心腔内径的标准测量区。2b 区从前到后分别为右室腔、室间隔、左室腔、二尖瓣前后叶、左室后壁。

3 区从前到后分别为右室腔、室间隔、左室流出道、二尖瓣前叶及左房后壁(或过渡区)。在本区内可测量到二尖瓣有关数据和左室流出道。该区的特点是仅可探及二尖瓣前叶。

4 区即心底波群。从前到后分别为右心室流出道、主动脉根部(可探及主动脉瓣)及左心房。

5 区从前到后分别为右心室、三尖瓣、右心房、房间隔、左心房。在本区可测量右心房内径及三尖瓣有关数值。

6 区即肺动脉瓣区,该区可显示肺动脉瓣波形。

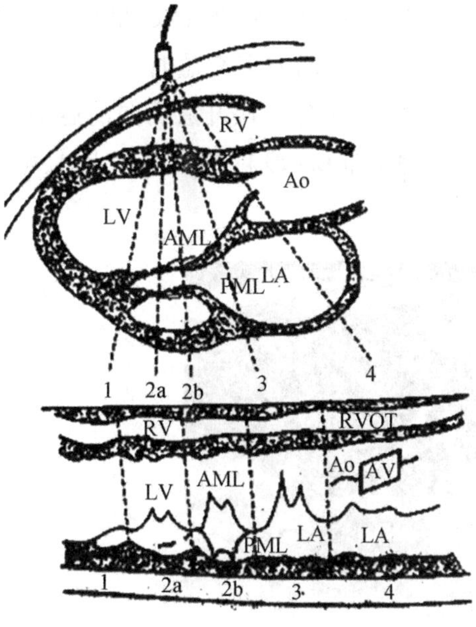

图 2-5-1　M 型超声心动图常规探测区示意图

(二) 其他探测区

1. 剑突下区

当遇到肺气肿或胸骨畸形致使心前区扫查有困难时,探头置于剑突下扫查该区,可获得右室壁、室间隔、左室后壁及二尖瓣、三尖瓣的信息或图形。

2. 胸骨上区

将探头置于胸骨上窝内,声束向下,自上而下可记录到主动脉弓、右肺动脉、左心房。对于肺气肿患者,可于呼气后屏气扫查。

（三）正常波形

1．主动脉根部波形

将探头置于胸骨旁左3或4肋间，方向指向右肩即可找到主动脉根部波群，即上述扫查4区。自前向后显示胸壁、右室前壁、右心室流出道、主动脉和左心房。主动脉前后壁呈同步运动，收缩期向前，舒张期向后。

2．主动脉瓣波形

该波位于主动脉前后壁曲线之间。心室收缩时，主动脉瓣开放，可见两条分开的线，形如“方盒”，前线为右冠状动脉瓣，后线为无冠状动脉瓣，偶尔于两线中间见到一条平行曲线，为左冠状动脉瓣曲线。舒张期“方盒”即合拢为一条单线。

3．二尖瓣波群

将探头置于胸骨左缘3或4肋间垂直扫查时，可显示二尖瓣波群。

（1）二尖瓣前叶波形，心室舒张时二尖瓣开放，呈现为一条向前运动的双峰曲线，分别为E峰和A峰。E峰为舒张早期左室充盈时二尖瓣前叶向前运动形成的波形，A峰为舒张晚期左心房收缩时二尖瓣第二次开放而向前运动的波形。心室收缩时该曲线即与二尖瓣后叶合并为单线（即 *CD* 段），曲线上各点 *A*、*B*、*C*、*D*、*E*、*F*，如图2-5-2所示，有时在 *EF* 上可见一分界点，即 F_0 点。

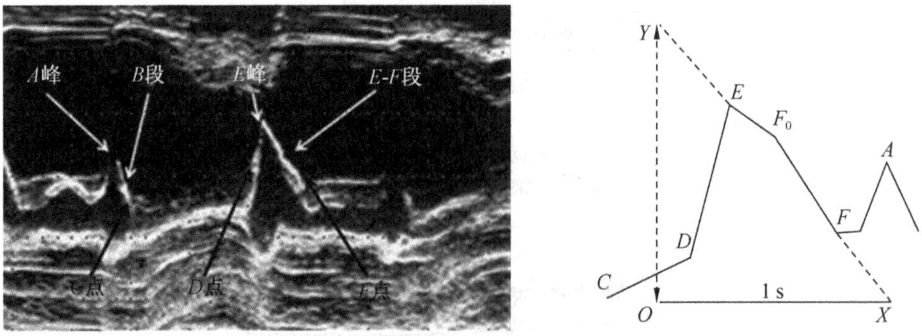

图2-5-2　二尖瓣前叶曲线各点及 *EF* 斜率测量（OY为在1 s内二尖瓣前叶向后运动的速度，即 *EF* 斜率）

点 *A*：为心房收缩时前叶向前活动的顶点，位于P波之后。

点 *B*：为 *AC* 段上的小隆起（B—bump），表示心室压力开始上升。

点 *C*：为心室收缩时二尖瓣前后叶关闭的接合点。*CD* 段为二尖瓣前后叶接合点的活动曲线。

点 *D*：为心室舒张早期二尖瓣前后叶的分开点。

点 *E*：为心室舒张早期二尖瓣开放向前活动的顶点。

F_0 点：位于 *EF* 下降支的上1/3处。

F 点：为舒张晚期血流速度充盈左心室产生的漩流，冲击二尖瓣前叶，使之处于半

关闭的位置。

EF 段以 F_0 点为界，分为两段：EF_0 段反映的是二尖瓣环舒张早期的向后运动，F_0F 段反映的是前叶本身舒张早期的关闭运动。

（2）二尖瓣后叶波形的主要特征是舒张期时后叶两次向后运动而形成"*W*"波形，正好是"*M*"形前叶曲线的"倒影"。由于后叶比前叶短，故向后运动的幅度较前叶小。

（3）重要的测量指标

EF 斜率（slope）表示二尖瓣前叶在舒张早期的向后运动速度。以每秒钟向后运动的垂直距离表示，故亦称 *EF* 速度。测量方法见图 2-5-2 说明。*EF* 速度减慢，见于二尖瓣狭窄、肥厚性心肌病或冠心病引起的舒张功能减退；*EF* 速度增快是由舒张早期左室充盈量增多引起，因此多见于二尖瓣反流、室间隔缺损及动脉导管未闭等。

CE 幅度为 *C*，*E* 两点的垂直距离，代表二尖瓣前叶向前运动的总幅度，在二尖瓣早期充盈量增多，如二尖瓣反流、室间隔缺损及动脉导管未闭时，*CE* 幅度可见明显增大。

左室流出道为点 *C* 至室间隔的垂直距离，正常成人左室流出道应不小于 2.0 cm；肥厚性心肌病患者，左室流出道可有明显减小。

4. 三尖瓣波群

对于大多数正常人，一般仅能探及三尖瓣前叶活动曲线，其波形类似于二尖瓣前叶，舒张期亦为向前运动的双峰（E 峰与 A 峰）波群，偶尔也可记录到后叶，其波形似前叶的"倒影"。三尖瓣曲线一般不做常规测量。

5. 肺动脉瓣波群

通常仅能探到肺动脉瓣的后叶，其运动曲线类似于主动脉瓣后叶，如图 2-5-3 所示。

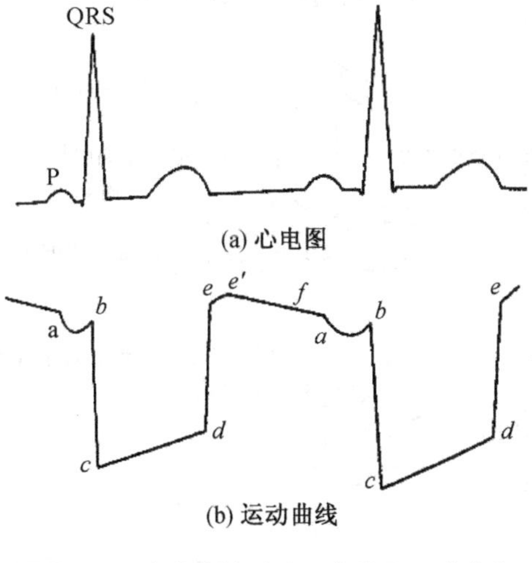

图 2-5-3　肺动脉瓣后叶心电图及运动曲线

（四）测量方法与正常值

准确的测量值来源于正确的操作和高质量的图像。为了准确地掌握测定的时相，还必须同步记录心电图。在取得理想的图像后，再进行一系列的测定。

如图 2-5-3 所示，a 波代表心房收缩时通过心室血液的压力传导对肺动脉瓣的影响。a 波正常深度平均为 0 ~ 3 cm，其大小可随呼吸变化，吸气时 a 波增大，呼气时 a 波变小，心房纤颤时 a 波消失。在病理情况下，a 波变深常表示肺动脉瓣狭窄。点 *b* 代表心室收缩开始时瓣叶的位置，相当于 R 波顶峰或其后 40 ms 处。点 *c* 为瓣叶的最大开放点，*de* 段为瓣叶关闭动作。*ef* 为舒张期关闭线，*e′* 为主动脉向前摆动对肺动脉瓣后叶的影响。肺动脉瓣曲线常反映肺动脉压力的变化。在肺动脉高压时，常有 a 波变浅，甚至消失，*cd* 段呈"w"改变，*ef* 段变得平直。

1．左房内径（LAD）

于收缩末期从主动脉后壁前缘到表示左房后壁的显著回声线（可通过变换增益或抑制线路确定）间测量的左房最大内径。

2．右室内径（RVD）

于 QRS 起始部，从右室前壁下缘至室间隔右室面上缘的舒张末期内径。一般在 2b 区测量。

3．左室内径（LVD）

（1）左室收缩期内径（LVDS）：应在 2a 区测量，于收缩末期在室间隔后向运动最低点测量的左室最小内径。

（2）左室舒张期内径（LVDD）：于舒张末期在 QRS 综合波起始部测量的左室最大内径。

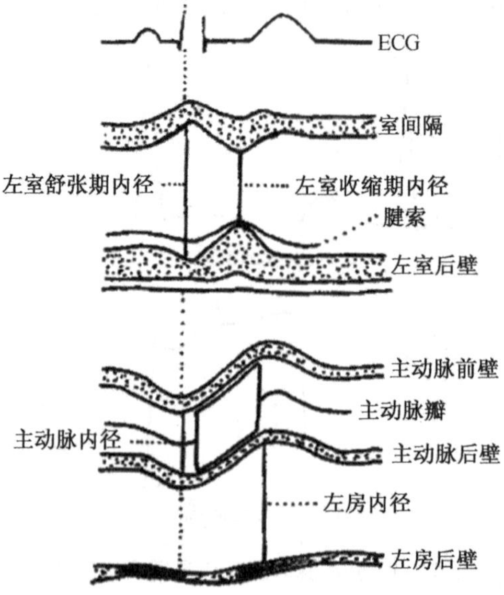

图 2-5-4 "M"形时相标记及测量

4. 室间隔厚度

（1）收缩期室间隔厚度（STS）：于收缩末期测量的室间隔最大厚度。

（2）舒张期室间隔厚度（STI）：于 QRS 起始部测量的舒张末期室间隔厚度。

5. 左室后壁厚度

应在 2a 区测量。

（1）左室后壁收缩期厚度（PwTS）：于收缩末期测量的左室后基底部游离壁最大厚度。

（2）左室后壁舒张期厚度（PwTD）：于 QRS 综合波起始部测量的左室后基底部游离壁厚度。

以上测量方法参考了美国超声心动图学会推荐的方法。在国内也有主张以 R 波顶峰为标准来确定舒张末期，二者的测量数据并无明显差别。

二、切面超声心动图

切面超声心动图是 20 世纪 70 年代发展起来的超声诊断技术。由于二维（或切面）技术能作空间定位而容易辨认心脏结构，在显示心包心肌、瓣膜结构上更为直观，因此，在临床上已成为确诊心包疾病、心肌疾病、瓣膜病、先天性心血管畸形及心内占位性病变的不可缺少的诊断方法。

切面超声几乎能将心脏切成无限多的成像平面，但在临床上只有少数成为标准切面而被广泛应用。认识和应用这些标准成像方式有很多好处：① 标准化的切面可以便于检查者对患者做多次检查，连续对照其动态改变；② 有助于同道之间互相交流经验，提供一个相互认同的方式。操作者也可以根据自己的经验和需要，选择一些不常用的切面，从多方面去观察心内结构或病变。探头放置方向与切面的关系见图 2-5-5。

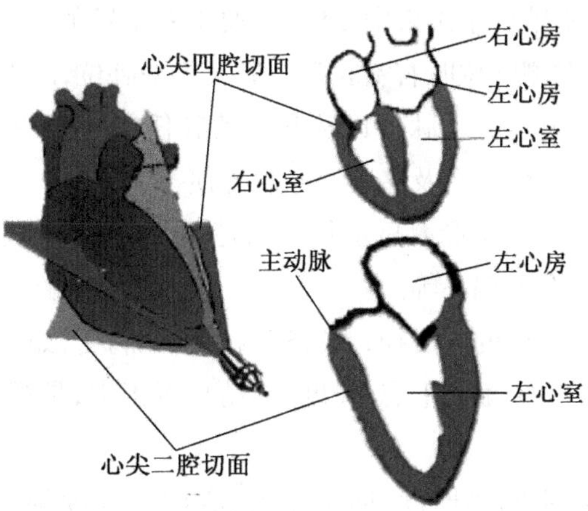

图 2-5-5　探头放置方向与各切面的关系图

（一）胸骨旁扫查

胸骨旁左室长轴是最重要的、经常记录测量的标准成像切面（图 2-5-6）。将探头置于胸骨左缘第 3、4 肋间，使声束扫描平面与心脏长轴或左室长轴大致平行，可清楚地显示右心室、室间隔、主动脉、左心房、左心室、主动脉瓣、二尖瓣等大部分心内结构。在心房之后，常见一卵圆形无回声区，为经过胸腔的降主动脉。在心房壁和心室壁间的房室沟中，偶尔可见冠状静脉窦的横断面，表现为一小圆形（内径小于0.5 cm）无回声区。扩张的冠状静脉窦须与降主动脉相区别。前者跟随房室环活动，而后者为心外结构，不与心脏活动相一致。

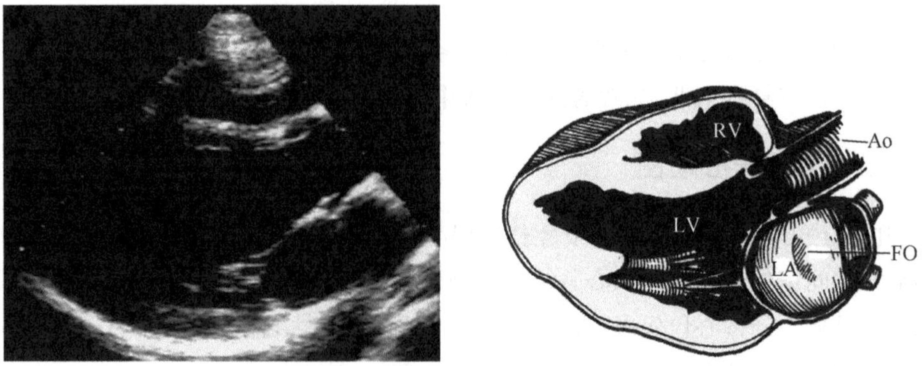

图 2-5-6　胸骨旁左室长轴切面

在这一平面上最便于观察和记录的结构：

（1）右室前壁和右室前壁厚度、增厚率和活动幅度，可观察有无右室容量或阻力负荷过重的表现。由于该位置处于声束近场，分辨率较差，右室壁可能模糊不清。改善图像的方法：① 可选用5 MHz 的探头，增强近场分辨率。② 如用的是3 MHz 探头，也可在胸壁上加一水囊，使右室壁处于声束中场内，以便于右室壁的观察和测量。右室腔在此平面受体位影响较大，左侧卧位时右室腔常明显大于平卧位，故不宜作标准化测量。

（2）主动脉根部可显示主动脉瓣环及升主动脉任何一段的内径，可观察有无主动脉瘤、主动脉窦瘤、升主动脉狭窄及夹层动脉瘤等损害。

（3）主动脉瓣右冠瓣和无冠瓣显示较为清楚，可观察瓣膜的厚度、回声强度、开放关闭是否正常及关闭点有无偏心等。

（4）左心房可评价左房的前后径，观察房内占位性病变，如血栓和黏液瘤。

（5）二尖瓣可观察二尖瓣的形态、厚度、运动是否正常，是观察二尖瓣狭窄、关闭不全及脱垂的最佳切面。

（6）室间隔可评价室间隔厚度、回声强度、心内膜运度幅度及增厚率（一般转换“M”形显示测量）。室间隔形态，如室间隔向右室膨出，常表示左室容量负荷增多或左室压力升高。正常情况下室间隔与左室后壁呈反向运动，如同向运动，表示右室容量负荷增多或右室压力升高。

(7) 左心室这一切面是左室前后径(即短径)的标准测量部位。

(8) 左室后壁可确定后壁运动情况、厚度及增厚率。

(9) 心包房室环及左室后壁后方是心包积液最明显的部位,即使少量积液也能在此处表现出来。此处也是肿瘤侵犯心包常见的部位。

本切面适用于主动脉内径、心房内径、左室内径、右室内径、室间隔和左室后壁的厚度及主动脉和二尖瓣环内径的测量。

不适于测量:① 左室长轴,因此切面不能显示真正的心尖;② 右室短径;③ 右室流出道。

(二) 胸骨旁短轴切面

在扫查胸骨旁长轴的基础上,将探头旋转90°,使声束与左室长轴垂直,即得心脏短轴切面。从心底到心尖部可切成四个标准短轴切面。

1. 心底短轴切面(图2-5-7)

又称主动脉水平短轴切面。将探头置于胸骨左缘第2、3肋间,从左室长轴方位顺时针方向转动探头,使探查平面大致与心脏长轴成垂直方位,可显示主动脉根部横断面。所显示的主要结构如下:

(1) 主动脉瓣横切主动脉瓣时,三个半月瓣均可显示。在关闭时,以Y字形瓣膜交界线把三个瓣叶清楚地分开。前上为右冠瓣,右下为无冠瓣,左下为左冠瓣。

(2) 左、右心房可显示心房的大小、心房内血栓等。

(3) 房间隔可显示房间隔是否完整,原发性与继发性房间隔缺损在此均可显示,但一般不如胸骨旁四腔心清楚。

(4) 三尖瓣可显示出三尖瓣前叶及三尖瓣膈叶。膈叶正常附着点位于9~10点处。

(5) 肺动脉瓣可显示肺动脉瓣前叶及后叶,是显示肺动脉瓣有无狭窄的最佳部位。

(6) 右室流出道可评价右室流出道内径,显示瓣下漏斗部有无狭窄等。

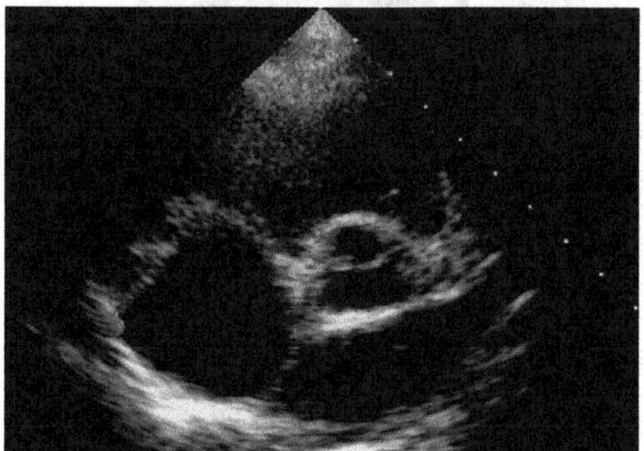
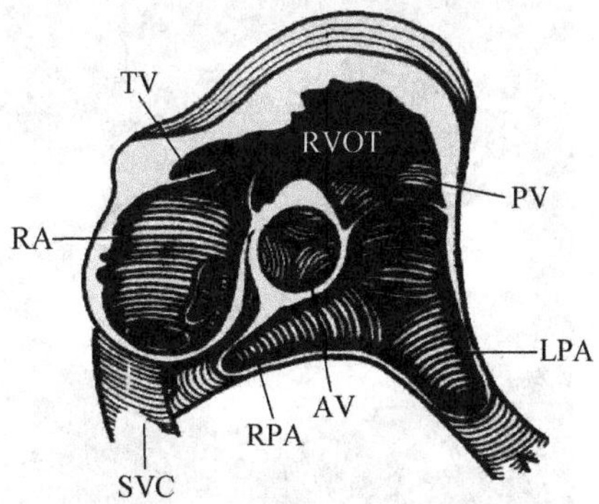

图2-5-7　心底部主动脉短轴切面

(7) 左冠状动脉开口于主动脉根部切面的5点处，右冠状动脉开口于11点处。

2. 二尖瓣水平短轴切面(图2-5-8)

将探头置于胸骨左缘第3、4肋间，方向同上述切面，可获得二尖瓣水平短轴切面图像。在此图像上主要观察二尖瓣前后叶的形态、开放关闭情况、瓣叶厚度、二尖瓣前叶有无裂隙，由于可横切二尖瓣口，故是测量瓣口面积的最佳部位。在该切面位置上，如果将探头稍向下倾斜，可获得腱索水平图像，可观察室间隔、左室前壁、侧壁、后壁厚度及活动情况。

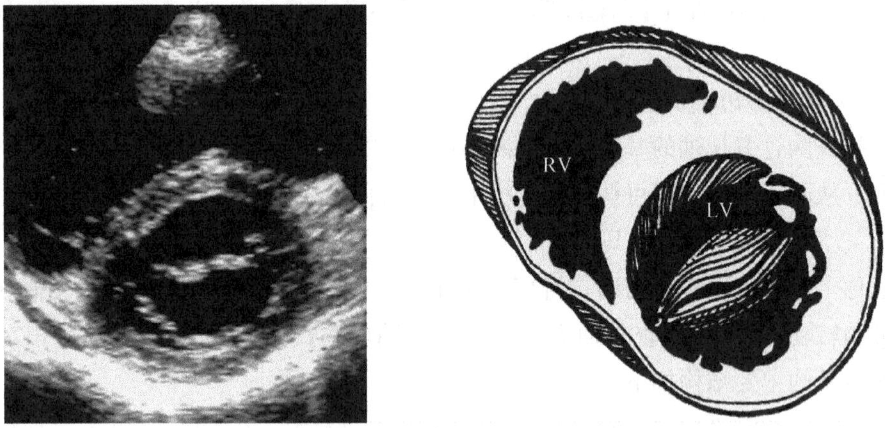

图2-5-8　二尖瓣水平左室短轴切面

3. 乳头肌水平左室短轴切面(图2-5-9)

将探头置于胸骨左缘第4肋间，扫查平面平行于上述切面即可获得该切面。图2-5-9显示右室腔的一部分、左室腔及腔内两组乳头肌，前外侧和后内侧乳头肌分别位于3点和8点的位置。本切面可观察左室壁厚度、增厚率、活动情况及乳头肌的收缩功能等。

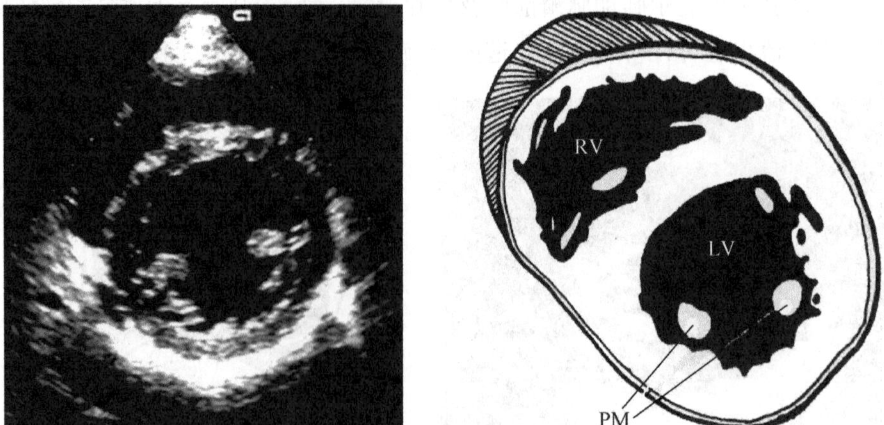

图2-5-9　乳头肌水平左室短轴切面

4．心尖水平短轴切面（图 2-5-10）

将探头置于前胸壁心尖搏动处或稍近端可记录到心尖水平的左室短轴切面，主要观察左室心尖部分的心壁厚度及活动情况。但在年龄较大或有肺气肿的患者不易显示出这一切面。

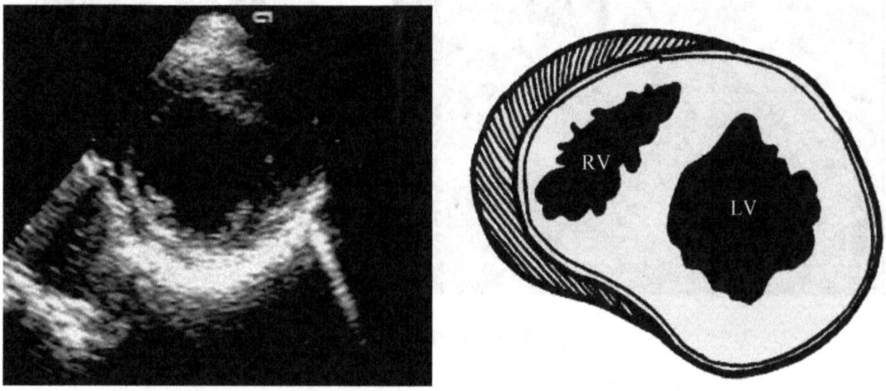

图 2-5-10 心尖水平短轴切面

（三）肺动脉长轴切面

探头位于胸骨左缘第 3 肋间，先按上述方法找到心脏长轴切面，然后将探头稍向上倾斜，可显示出肺动脉主干及左右肺动脉。此平面用以评价肺动脉漏斗部、肺动脉瓣、肺动脉干及其分支。当扇面明显地显示肺动脉分支、从肺动脉瓣起至分叉点止的肺动脉内径最大及肺动脉两壁又互相平行时，被认为成像平面处于最佳位置。此平面除了能显示肺动脉瓣膜性狭窄、肺动脉分支狭窄外，也是显示动脉导管未闭的最佳部位。

（四）胸骨旁四腔心切面

将探头置于胸骨左缘第 4 肋间，指向心底，使声束与患者背腹部表面相平行，由此而获四腔心切面，可显示左心房、右心房、左心室、右心室、房间隔、室间隔、二尖瓣及三尖瓣。该切面应重点观察记录房室间隔是否连续、三尖瓣附着点有无下移、二尖瓣叶有无脱垂、各心腔大小是否正常及左室各壁是否存在阶段性运动不良等。

（五）心尖部扫查

1．心尖四腔心切面（图 2-5-11）

将探头置于心尖搏动处，指向胸锁关节，使声束向上，向内自心尖部纵切心脏，切面大体与胸背部体表相平行，即可获得四腔心切面。该切面的检查内容类似于胸骨旁四腔心切面。

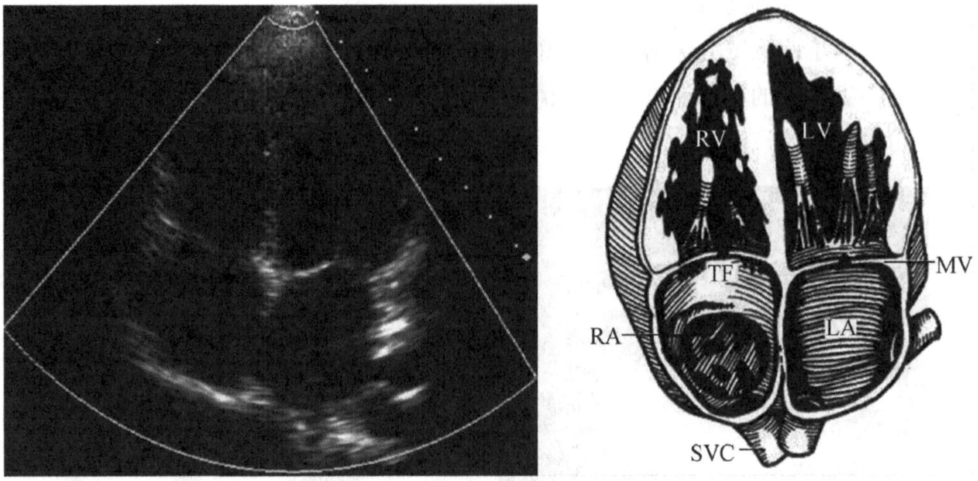

图 2-5-11　心尖四腔心切面

2．心尖两腔心切面（图 2-5-12）

又称心尖位长轴切面。探头位置同上，转动 90°，沿左心长轴取纵切面，重点显示左心室、左心房，可观察左室后壁与心尖部活动情况、测量左室长轴长度、计算左室排血量等。

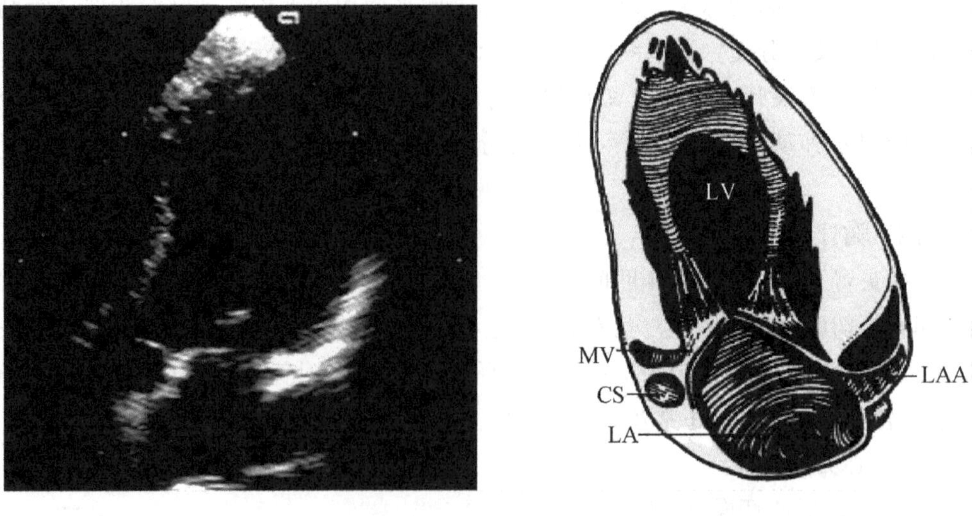

图 2-5-12　心尖两腔心切面

3．心尖五腔心切面（图 2-5-13）

在心尖位四腔图基础上，将探头略向前倾斜可获得中间为主动脉的五腔心图。

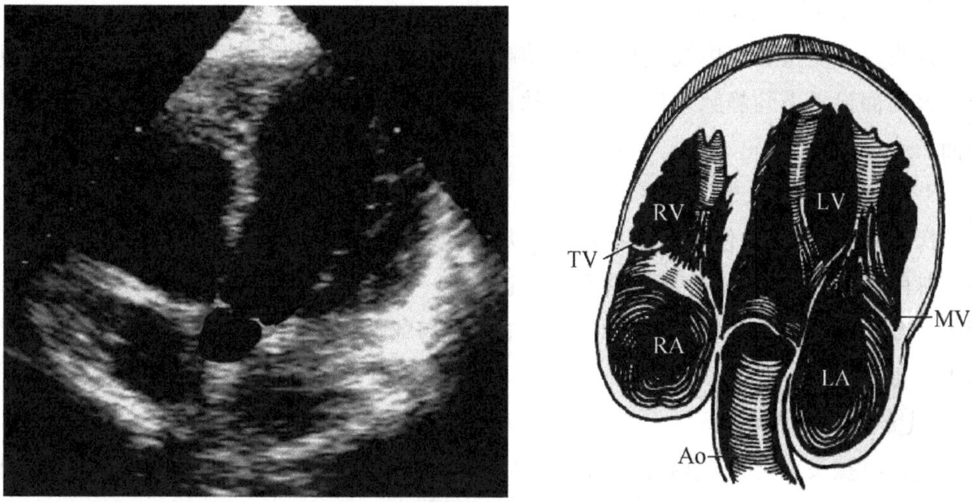

图 2-5-13　心尖五腔心切面

（六）剑突下扫查

剑突下或肋下部位扫查最初适用于慢性阻塞性肺部疾病患者，随着切面技术的发展，证明这个部位能记录到一部分成年人及所有儿童的心脏结构，有些结构在此切面更为清楚，是其他切面无法代替的。

1. 剑突下四腔心切面（图 2-5-14）

探头置于剑突下声窗，中心声束朝左上指向左锁骨，两个心房与两个心室同时显示时，即剑突下四腔心图。观察内容同胸骨旁四腔心切面。但由于此平面上房间隔与声束成一定角度，故房间隔回声不易发生失落，因此，它是确定房间隔缺损的较理想部位。

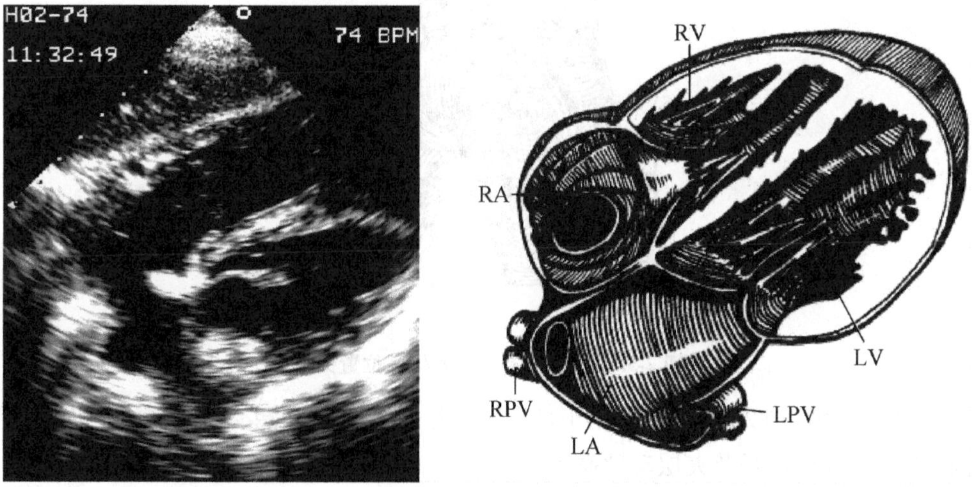

图 2-5-14　剑突下四腔心切面

2. 下腔静脉长轴切面

探头置于受检者腹中线或稍偏右，使超声束向右上倾斜，由此可获得下腔静脉纵切面。该切面显示下腔静脉入口、下腔静脉、肝实质和肝静脉，是观察柏-查综合征的理想切面。

3. 右室流出道长轴

探头置于剑突下，使超声束与左肩右足连线相平行，使之显示出右室流出道长轴及肺动脉的最大径线时，即是最佳右室流出道长轴。此切面可评价右室流出道内径、肺动脉内径及肺动脉瓣有无狭窄等。对于肺气肿或胸廓畸形患者，选择此切面观察心内结构更为重要。

（七）胸骨上扫查

检查时探头直接位于胸骨上切迹。为了便于探头的放置，先嘱患者背部垫一个枕头，使头部下垂接触检查台，这时胸骨上窝即可暴露出来，然后将探头置于胸骨柄的后面，这样主动脉正好位于探头之下。有以下两个切面可供采用。

1. 主动脉长轴

将探头置于胸骨上切迹，成像平面的中心声束指向下后。然后旋转探头直至平面大约处于身体的矢状切面和冠状切面之间。此时，切面正好通过主动脉弓部而显示出主动脉弓的上下径及其分支（即无名动脉）、左颈总动脉及左锁骨下动脉（图 2-5-15）。左颈总动脉最易记录，其走行方向是进入颈部，无名动脉和左锁骨下动脉分别位于左颈总动脉的近端和远端。然后向左后成角可记录到降主动脉，而向右前成角可记录到升主动脉。根据这些特征可以辨认血管。

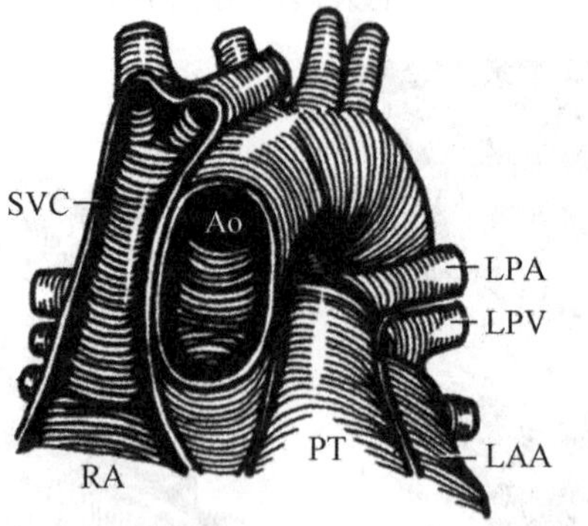

图 2-5-15　胸骨上大血管相互位置关系

胸骨上长轴（图 2-5-16）最适用于显示主动脉弓瘤样扩张、主动脉缩窄、婴儿动脉导管未闭、右肺动脉内径及夹层动脉瘤等。

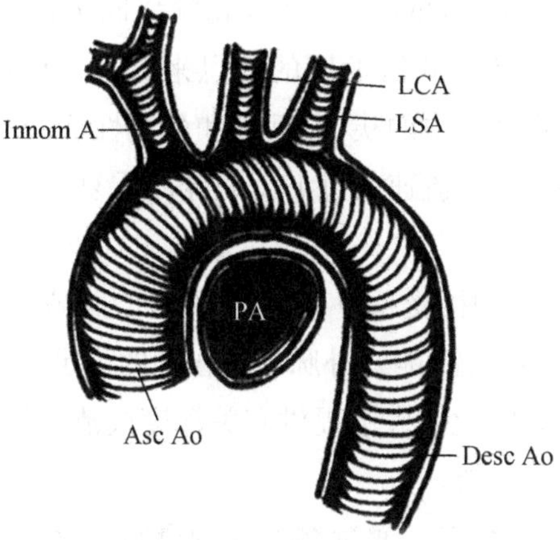

图 2-5-16 胸骨上主动脉长轴切面

2. 主动脉短轴

探头从主动脉长轴方位顺时针方向旋转 90°,使中心声束指向下稍朝后可获得主动脉弓的短轴切面(图 2-5-17)。成像平面从上向下经过主动脉弓短轴、右肺动脉的长轴、左心房。如需要扫查上腔静脉的长轴,应使扫查平面逆时针方向旋转并向前倾斜。这一平面可进一步调整至能显示上腔静脉右心房入口处的方位。

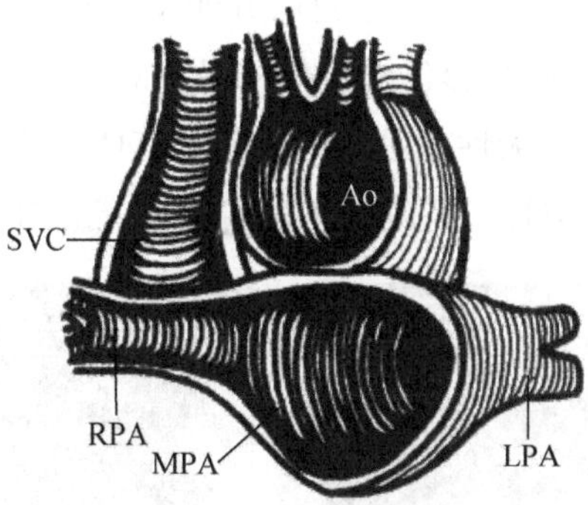

图 2-5-17 胸骨上主动脉弓短轴各大血管关系

三、多普勒超声心动图

多普勒超声心动图包括脉冲多普勒(pulsed-wave Doppler)、连续多普勒(continuous-wave Doppler)及彩色多普勒(color Doppler)等类型。它是在二维超声心动图定位情况下,利用多普勒原理,采用一系列电子技术,显示随时间变化的心脏或大血管内血流信息的声像图。

(一) 多普勒超声心动图的特点

脉冲多普勒探头按脉冲式发射超声束,经过一段时间延迟后再接受超声束上某一所需位置(即取样门宽,sample volume)的多普勒频移回声信号。因此它具有距离选通(range gating)能力,可保证从探测区返回的信息来自显示的解剖部位,有利于准确定位,它对于定量分析心血管系统中的狭窄、反流和分流性病变有其明显的优点。但其有受脉冲重复频率限制的缺点,当流速超过 1/2 的脉冲重复频率即尼奎斯特频率极限时,可出现频率混迭。

连续多普勒可连续发射和接受超声束,具有测量心脏或大血管内高速血流的能力,可检出高达700 m/s 以上的血流,能弥补脉冲多普勒的不足。但其反映的是整个声速通道上所有直流信号的总和,因此丧失了提供有关深度或范围信息的能力,即缺乏距离选通定位能力,故不能作定点诊断。

脉冲多普勒和连续多普勒都是通过多普勒频谱将信号显示在条图记录器、显示屏或录像带上,合称为频谱多普勒,可用来记录心血管系统的血流速度、方向和类型等。

彩色多普勒是在脉冲多普勒多点取样的基础上与自相关技术相结合,将血液流动产生的各种多普勒信息进行伪彩色编码处理,并将其重叠在“M”形或二维超声心动图相应位置上,可显示心腔各断面的血流瞬时分布,从而能实时观察心脏的血流状况。其中,红色表示朝向探头方向的血流,蓝色表示背离探头方向的血流,并以不同的彩色亮度表示血流速度,当存在涡流时,血流方向不一,可呈现红蓝相间的多色镶嵌图像(图 2-5-18)。彩色多普勒可显示心腔内血流方向,并能发现异常血流,判断其起源、走向及时相。当异常血流为高速的湍流时,彩色血流信号呈五彩镶嵌,色彩明亮。因此,彩色多普勒对心脏瓣膜病和有分流的先天性心脏病的诊断具有明显优势。此外,还可指导脉冲多普勒或连续多普勒迅速放置取样门宽或取样线,以进行定量分析,缩短操作时间。

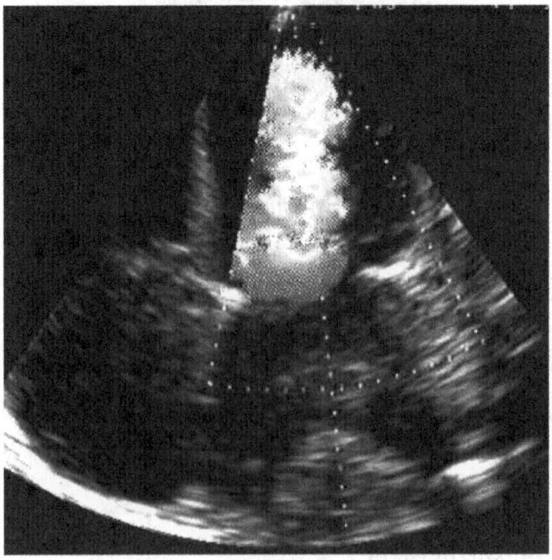

图 2-5-18　彩色多普勒图像

（二）检查方法和多普勒血流图像

脉冲多普勒选择适当的二维超声心动图图像，将取样门宽置于心腔、大血管内及瓣口稍上方，可以获得该处血流频谱。例如，心尖四腔观可获得二尖瓣、三尖瓣血流频谱；心尖五腔观可获得左心室流出道及主动脉瓣血流频谱；大动脉短轴或右心室流出道观可获得肺动脉瓣及右心室流出道血流频谱。

（1）各瓣口血流频谱：① 二尖瓣口：正向舒张期血流，呈双峰或单峰，双峰时第一峰较高，称 E 峰，为舒张期左心室快速充盈所致；第二峰较低，称 A 峰，为舒张晚期左心房收缩所致（图 2-5-19）。② 三尖瓣口：正向舒张期血流，呈双峰或单峰，类似二尖瓣血流频谱，但幅度较二尖瓣低，且随呼吸周期改变，吸气时峰值较高，呼气时峰值较低。③ 主动脉瓣口：负向收缩期血流，呈单峰，上升支速率略大于下降支速率。④ 肺动脉瓣口：负向收缩期血流，呈单峰，类似主动脉瓣口血流频谱。

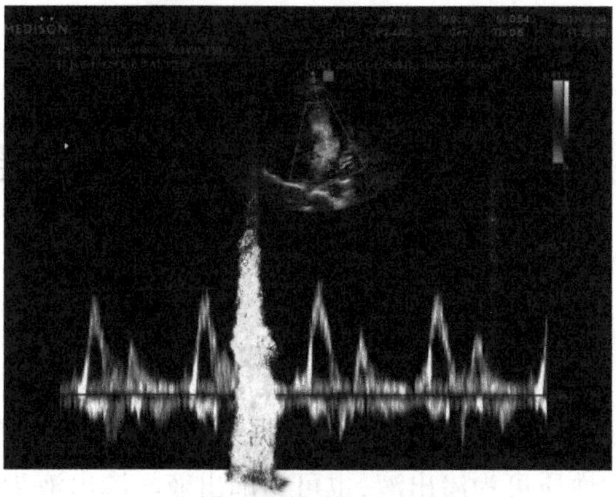

图 2-5-19　二尖瓣口血流频谱

（2）流出道血流频谱：左、右心室流出道均为收缩期血流，呈单峰，左心室流出道血流速度略低于主动脉瓣血流速度，右心室流出道血流速度略低于肺动脉瓣口血流速度。

（3）腔静脉血流频谱：上、下腔静脉血流频谱相似，呈双峰，第一峰为收缩期 S 峰，第二峰为舒张期 D 峰，频谱幅度随呼吸变化。

（4）肺静脉血流频谱：呈三相波，第一峰为收缩期 S 波，第二峰为舒张期 D 波，正常时 S > D，S、D 波均为正向波，基底较宽，心电图 P 波之后是一负向低振幅 a 波，为舒张晚期左心房收缩，少量血流反流入肺静脉引起。肺静脉血流频谱不受呼吸影响。

连续多普勒以脉冲多普勒为基础，当心脏或大血管内出现高速血流，超过了脉冲多普勒显示的尼奎斯特频率极限时，就需使用连续多普勒，但其反映的是取样线上所有同向血流的总和，操作时应选择合适的图像位置放置取样线，尽量使声束平行于血流方向。

（严旭）

项目三

胸部疾病的医学影像诊断

学习目标

1. 熟悉胸部呼吸系统和循环系统的基本病变影像学表现;
2. 对胸部呼吸系统和循环系统的常见病做出初步的影像学诊断。

任务1　呼吸系统基本病变影像表现

一、渗出

渗出一般表现为肺泡积液,肺泡积液以占据某一个或若干个单位(如小叶、肺段、肺叶等)为特点。积液的性质可为渗出液,也可为漏出液。渗出液为炎性病变所致。肺泡性肺水肿时肺泡内的液体为漏出液。

渗出的X线表现有以下3种:

(1) 灶性阴影:是指直径从几毫米至2 cm或更大一些的阴影,边缘比较模糊,所占据的解剖范围为腺泡、肺小叶以至次肺段(图3-1-1)。

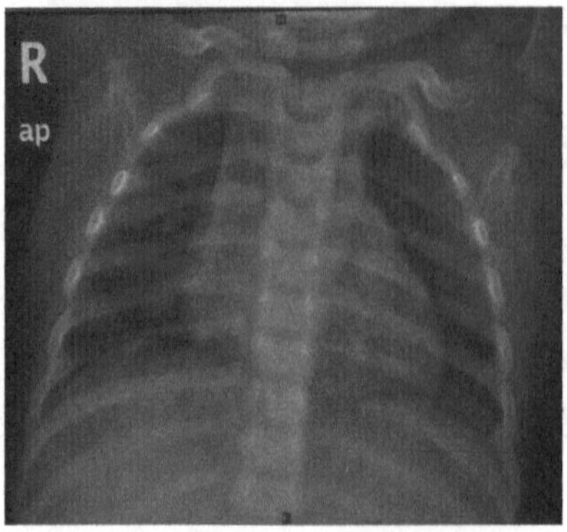

图3-1-1　支气管肺炎,小片状渗出影

(2) 肺段阴影:占据1个或几个肺段的范围,边缘一般比较清楚,但不如大叶阴影的病变分界整齐,这是由肺段间的薄层结缔组织间不整齐所致。

(3) 大叶阴影,占据1个或1个以上的大叶范围,由于有叶间裂分隔,边缘一般清楚整齐,但当病变未达叶间裂附近时,大叶阴影的某一边缘也不清楚。肺泡腔积液所形成的影像可为灶性的,也可为肺段或大叶范围的(图3-1-2)。

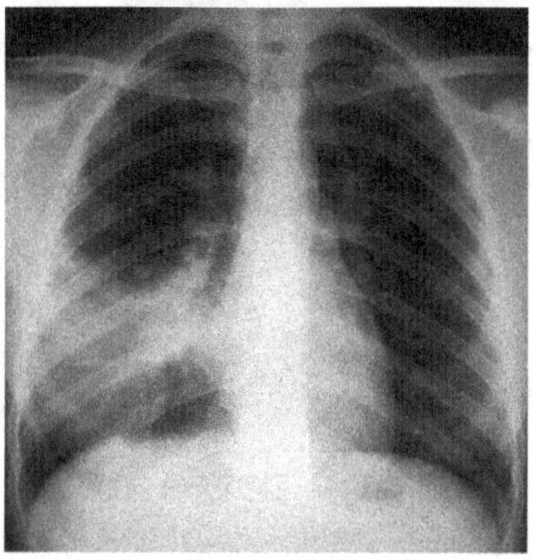

图3-1-2　大叶性肺炎,大叶渗出影

二、增殖

增殖为肺的慢性炎症在肺组织内形成的肉芽组织,其主要病理特点是以成纤维细胞、血管内皮细胞和组织细胞增生为主。可见于各种慢性肺炎、炎性假瘤、肺结核(图3-1-3)、矽肺(硅沉着病)等。

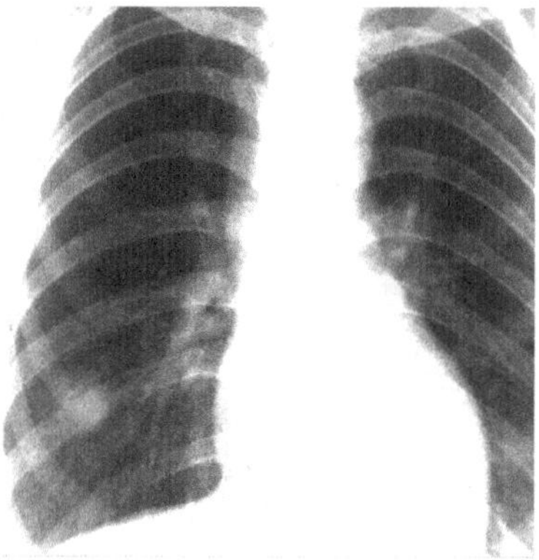

图3-1-3　肺结核结核球

影像学表现有以下特点:

(1) 病变形态可表现为结节状、片状或肿块状密度增高影。肉芽肿性病变多呈结节状,炎性假瘤(图3-1-4)多呈球状或肿块状,慢性肺炎多为片状影。

(2) 病变密度较高,边缘较清楚。

(3) 动态变化缓慢,慢性肺炎、肉芽肿或炎性假瘤经几个月甚至几年病变无明显吸收,有的可缓慢增大。

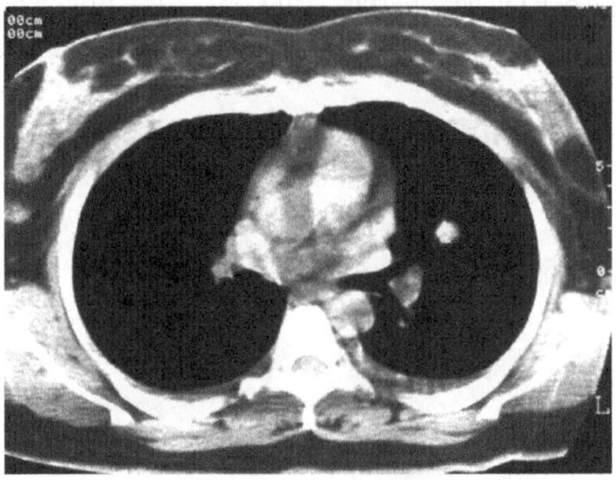

图 3-1-4 肺炎炎性假瘤

三、纤维化

肺部的慢性炎症或增殖性病变在修复愈合过程中,纤维成分可逐渐代替细胞成分而形成瘢痕,称纤维性病变或纤维化,可分为局限性和弥漫性两类。局限性纤维化常是慢性肺炎及肺结核的愈合后果。弥漫性纤维化的原因很多,常见的有硬皮症、类风湿、尘肺(肺尘埃沉着病)、慢性支气管炎等。纤维化可引起呼吸性支气管以下肺气腔扩大及支气管扩张(图 3-1-5)。

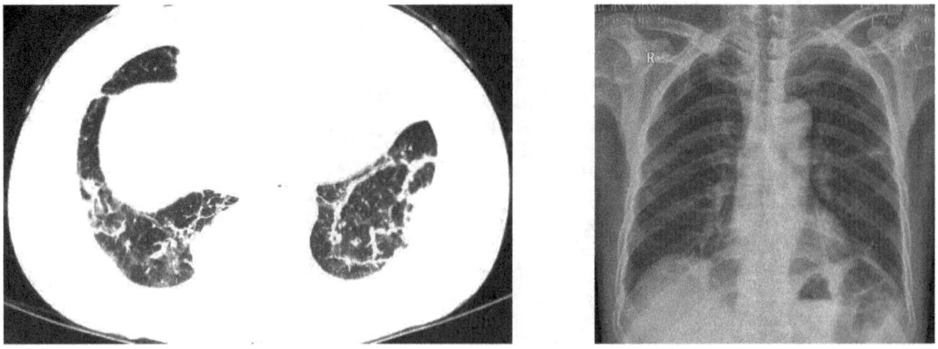

(a) CT (b) X线

图 3-1-5 肺纤维化

影像学表现有以下特点:

(1) 局限性纤维化多表现为索条状僵直的高密度影,边缘清楚。如表现为结节状时,不易与增殖性病变鉴别。

（2）局限性纤维化范围较大时，常可引起气管及纵隔向患侧移位。上叶大范围纤维化可引起肺门向上移位，下肺野纹理被牵拉伸直呈垂柳状，多见于慢性肺结核及矽肺。

（3）弥漫性纤维化主要表现为弥漫分布的网状、线状及蜂窝状影，至肺门区向外伸展至肺野的外带。

（4）在弥漫性网状纤维化影的背景上可有多数弥漫的颗粒状或小结节状影，称网状结节病变，多见于尘肺及慢性间质性肺炎。

四、钙化

钙化出现于变性、坏死组织后遗病变中，也可见于肿瘤（如错构瘤、转移瘤）。呈边缘清楚、轮廓不整的单发或多发高密度病灶。

影像学表现有以下特点：

（1）病灶的密度很高、边缘清楚锐利、大小形状不同，可为斑点状、块状或球状影（图 3-1-6、图 3-1-7）。

（2）肺结核或淋巴结结核钙化呈单发或多发斑点状；错构瘤的钙化呈爆米花样；矽肺钙化多表现为两肺散在多发结节状或环状钙化，淋巴结钙化呈蛋壳样；骨肉瘤的钙化以两肺散在结节状为特点；肺泡微石症的钙化为多发粟粒状或结节状钙化。

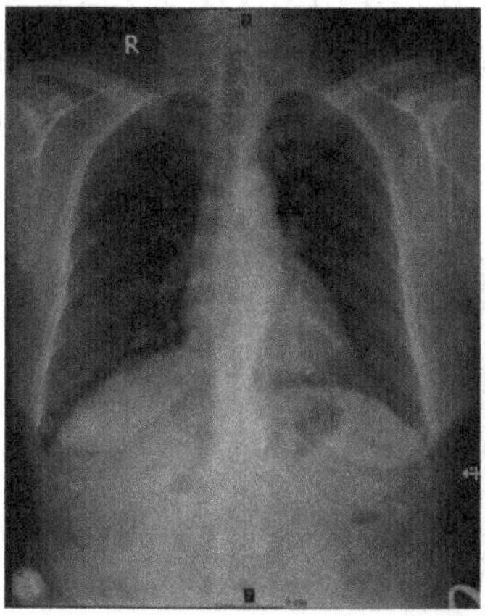

图 3-1-6　右肺下野钙化灶

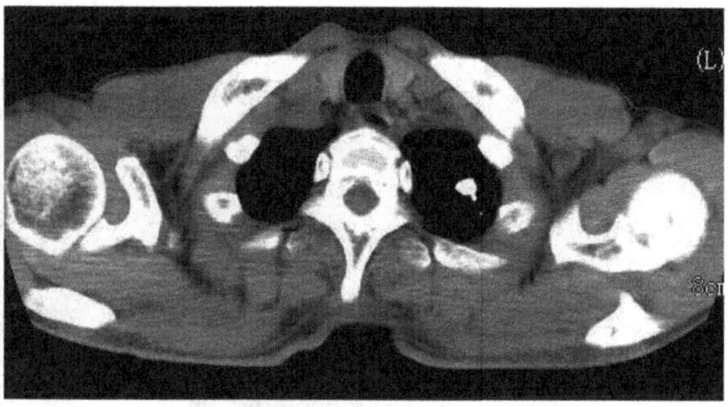

图 3-1-7　左肺上叶钙化灶

五、空洞与空腔

空洞为肺内病变组织发生坏死后经引流支气管排出并吸入气体后形成。洞壁可为坏死组织、肉芽组织、纤维组织或肿瘤组织所形成。其可见于结核、肺脓肿、肺癌、真菌病及韦氏肉芽肿等。其中以结核、肺脓肿与肺癌比较多见。空洞内坏死组织液化可形成液平面，多见于肺脓肿。

影像学表现有 3 种：

（1）虫蚀样空洞：又称无壁空洞，为大片坏死组织形成的空洞，洞壁为坏死组织，在大片密度增高影内可见多发性边缘不规则虫蚀状透明区，常见于干酪性肺炎。

（2）薄壁空洞：洞壁厚度在 3 mm 以下（图 3-1-8），呈圆形、椭圆形或不规则环形。多见于肺结核、肺脓肿，肺转移瘤也可呈薄壁空洞。

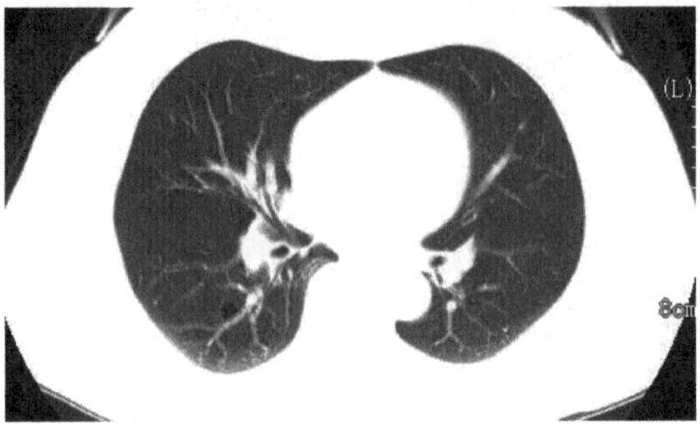

图 3-1-8　右肺下叶薄壁空洞

（3）厚壁空洞：洞壁厚度超过 3 mm（图 3-1-9）。空洞周围有高密度实变区，内壁光滑或凹凸不平，可见于肺脓肿、肺结核及周围型肺癌。肺脓肿的空洞壁外面为边缘较模糊片状阴影，空洞内多有液平面；结核性空洞壁外面整齐清楚，空洞内常无或仅有少量液体；周围型肺癌的空洞壁外面呈分叶和毛刺状，洞壁内面凹凸不平，有时可见壁结节。

空腔是由肺内生理腔隙的病理性扩大而形成的，如肺大泡、肺囊肿及肺气囊等都属于空腔。构成空腔的壁薄而均匀。合并感染时，腔内可见液平面，空腔周围亦可见实变影。

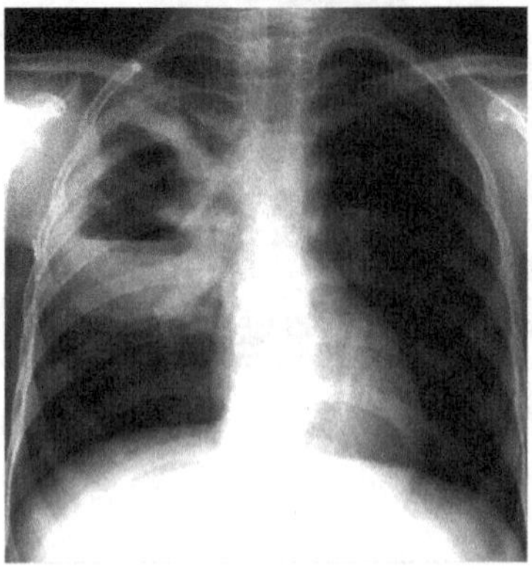

图 3-1-9　肺脓肿厚壁空洞

六、肿块与结节

一般认为肺内结节直径≤3 cm，3 cm 以上的为肿块（图 3-1-10、图 3-1-11）。良性病灶形态多规则，恶性病灶多呈分叶状。单发良性结节多见于结核球、错构瘤和炎性病变；恶性多见于周围性肺癌，少数为肉瘤和单发的转移瘤；多发病灶多见于转移瘤。良性病灶多数边缘光滑、清楚，肺癌边缘多见毛刺。结核球和错构瘤内可有钙化。

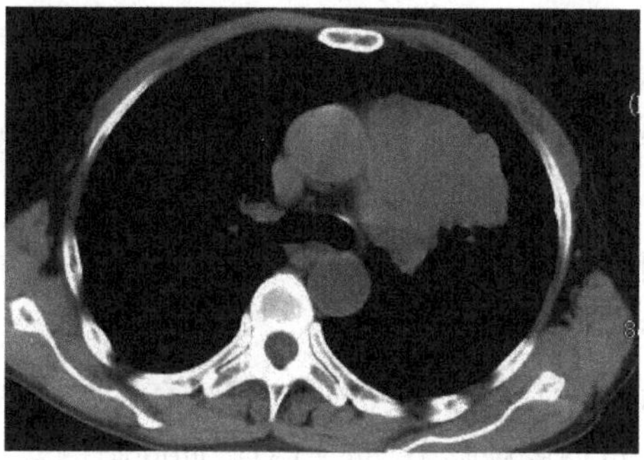

图 3-1-10　左肺纵隔旁肿块影

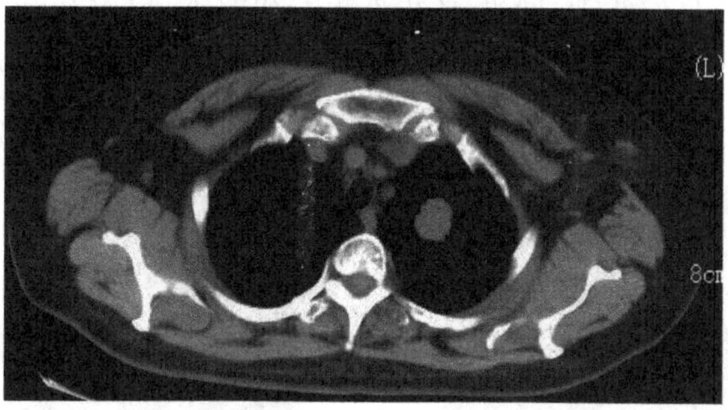

图 3-1-11　左肺结节影

七、支气管病变影像学表现

支气管内阻塞可因肿瘤、异物、炎症、结核及先天性支气管狭窄等引起，淋巴结增大也可引起外压性狭窄。支气管部分阻塞可引起肺气肿，完全阻塞可形成肺不张。

(一) 阻塞性肺气肿

阻塞性肺气肿分为慢性弥漫性阻塞性肺气肿和局限性阻塞性肺气肿。

1. 慢性弥漫性阻塞性肺气肿

慢性弥漫性阻塞性肺气肿是一种严重影响呼吸功能的常见病变，可继发于许多疾患，以慢性支气管炎、支气管哮喘和各种尘肺最多见。其基本发病原因是细小的支气管痉挛或肿胀而引起部分阻塞，使肺内空气易进难出，而使肺泡过度充气，逐渐膨胀。长期高度膨胀受压，可使肺泡壁破裂，并相互合并。在这过程中肺泡壁可因血供受阻，弹性纤维受到破坏，以致肺泡不能回缩。支气管的阻塞往往可引起继发感染，而感染又会加重阻塞，形成恶性循环。

肺气肿患者的主要症状是呼吸困难，最初仅发生于从事较重的体力劳动时，以后逐渐加重以至于步行时也感到气急，待至末期，可出现肺动脉高压和肺源性心脏病的一系列症状。

（1）X 线表现

胸片对肺气肿的诊断有一定用处，但并不具有特殊的价值。早期和轻度肺气肿一般无明显的异常现象，待至胸片上出现明显的 X 线表现时，病变大都已属于晚期，预后不良。

在慢性弥漫性阻塞性肺气肿中，肺部血管纹理的改变实际有 2 种类型，一种是肺纹理减少，另一种肺纹理反而增多。

① 肺纹理减少型弥漫性阻塞性肺气肿：肺野透亮度加深、膈肌位置下降和膈顶变平。肺部膨胀较显著时，可使胸廓膨大，肋骨抬高，肋间隙增宽，胸廓的前后径亦可随之增加，使胸廓形成桶状胸，两肺的膨胀压迫及膈顶的下降可使心影变小呈垂直心影。肺血管纹理减少表现为直径变细、向外带迅速变尖和消失，以及在一个肺野内数目减少；肺大泡表现为局限的含气囊样阴影，其直径可以从 1 ~ 2 cm 以至涉及一叶或整个一侧的肺野，待至晚期可有肺动脉高压的出现，表现为肺动脉段的饱满或突出（图 3-1-12）。

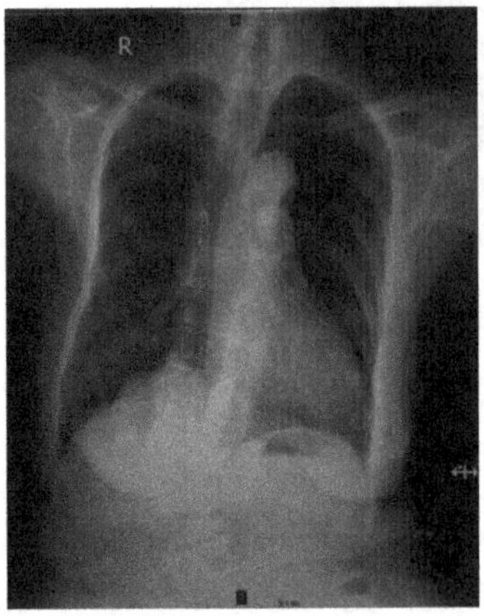

(a) 正位

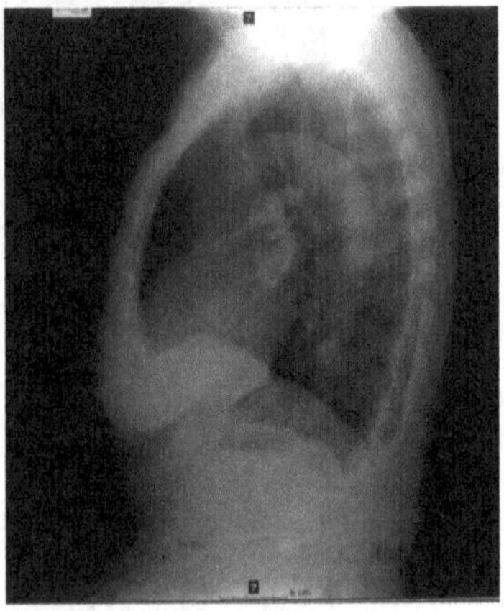

(b) 侧位

图 3-1-12　肺气肿

② 肺纹理增多型弥漫性阻塞性肺气肿：其 X 线表现与前者迥然不同，肺纹理不减少，反而比正常者增多，其纹理的轮廓不规则且不清楚，提示有严重的慢性支气管炎。这种类型至后期，肺动脉高压较为常见，并多有心脏扩大现象。

（2）CT 表现

早期表现为肺野透亮度增高、肺纹理稀疏；逐渐发展可见肺泡破裂并相互融合，进一步发展可有肺大泡形成、胸廓前后径增宽；至晚期肺动脉增粗，合并有支气管炎时肺纹理表现为增多、紊乱。

2. 局限性阻塞性肺气肿

局限性阻塞性肺气肿是由一个或数个支气管产生部分阻塞引起的，可见于支气管内异物、小儿急性肺炎、早期支气管肿瘤和支气管慢性炎性狭窄等病变。

(1) X线表现

在肺野内有局部的透亮度增高区域，范围取决于支气管阻塞的部位。由于周围有正常的肺组织作对比，局限的透亮度增高易于检出，在呼气时易于检出，所在区域内肺纹理纤细、稀少(图3-1-13)。

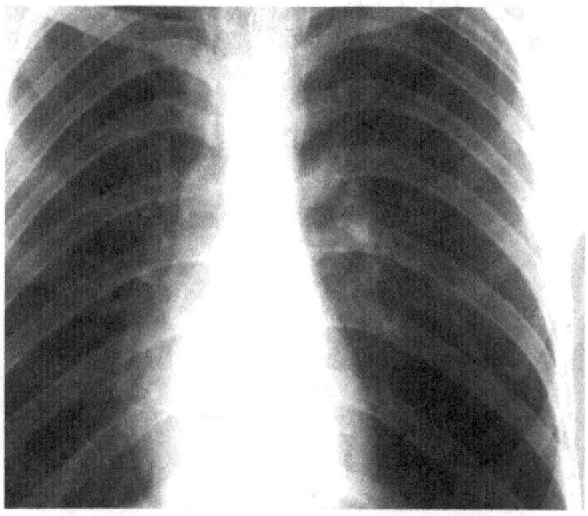

图3-1-13　左肺下叶局限性肺气肿

(2) CT表现

在CT上表现更加直观、明了，表现为局限性的肺野透亮度增高(图3-1-14)。

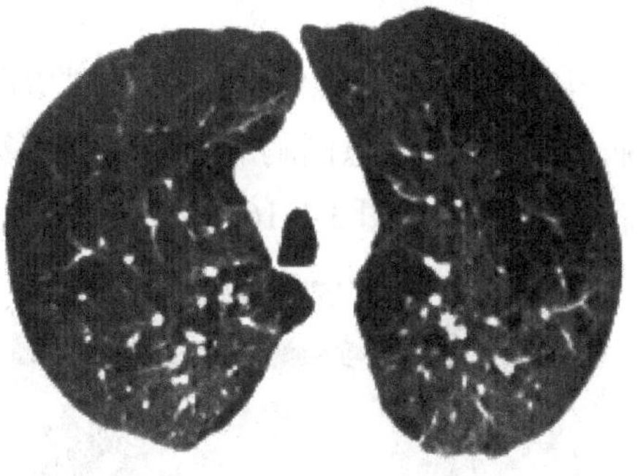

图3-1-14　小叶性肺气肿

(二) 阻塞性肺不张

阻塞性肺不张是指气管、支气管阻塞，相应的肺内气体吸收消失而造成的肺萎陷。不张的程度、部位和范围，取决于阻塞的部位。阻塞的病因较多，如吸入异物、浓稠的黏液、炎性渗出物、支气管肿瘤、支气管性肉芽组织或炎性支气管狭窄等。肺不张的临床症状取决于许多因素，包括病因、程度、范围、病程的缓急及有无并发症等。大叶性肺不张及少数多叶肺不张，如果发病缓慢，无继发感染，可无明显症状。急性肺不张，如果由于一个大支气管阻塞而产生大面积肺不张时，可出现缺氧、胸闷、气急、紫绀和心动过速等症状。

（1）X 线表现

主要表现为肺体积缩小，缺气或无气而透亮度降低，肺密度增高。叶间胸膜向病侧移位是肺体积缩小的可靠直接征象。根据病肺体积缩小的部位和范围，可伴随不同程度的间接征象：纵隔和心脏向病侧移位、患侧胸廓内陷和肋骨靠拢、膈肌上移，以及邻近或对侧肺部代偿性肺气肿等（图 3-1-15）。

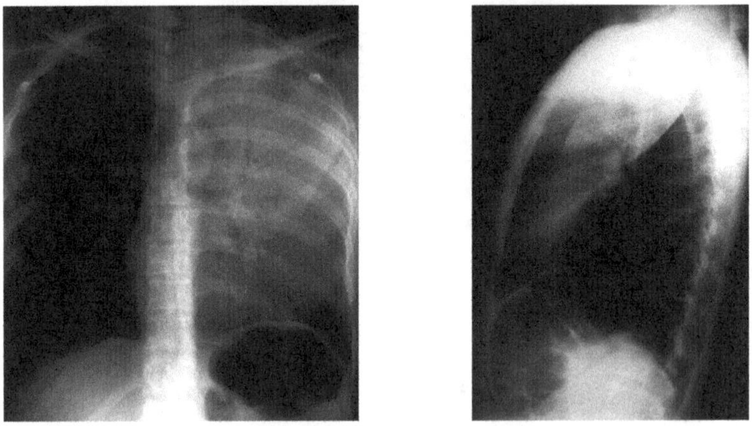

(a) 正位　(b) 侧位

图 3-1-15　左肺上叶肺不张

（2）CT 表现

不张的肺组织表现为一段、一叶甚至一侧肺组织密度增高。病变的肺组织体积缩小，邻近胸膜内陷。如果病变范围较大，患侧胸廓缩小，纵隔移向患侧。CT 检查对于阻塞性肺不张的病因有很高的诊断价值（图 3-1-16）。

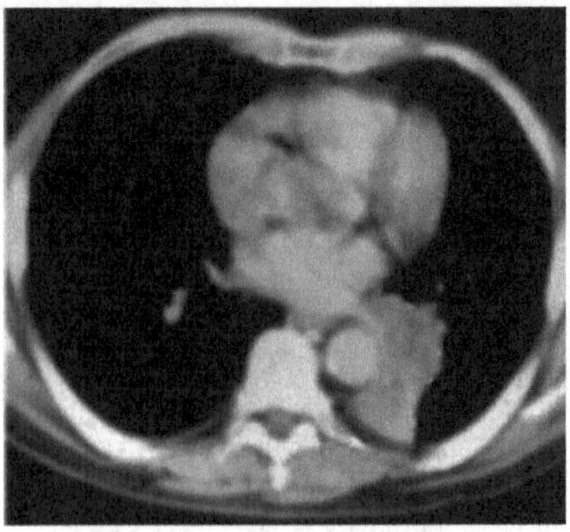

图 3-1-16　左肺下叶肺不张

八、胸膜病变影像学表现

（一）气胸

空气进入胸腔则形成气胸。进入胸腔的气体改变了胸腔的负压状态，肺可部分或完全被压缩而呈萎陷状态。

气胸的影像学表现：由于胸腔内气体将肺压缩，故在被压缩肺与胸壁间出现透明的含气区，其中不见肺纹理，肺被压缩的程度与胸腔内气体多少呈正比（图3-1-17，图3-1-18）。气体首先自外围将肺向肺门方向压缩，被压缩肺的边缘呈纤细的线状致密影，呼气时清楚。大量气胸可将肺完全压缩在肺门区，呈密度均匀的软组织影。纵隔可向健侧移位，患侧膈肌下降，肋间隙增宽。张力性气胸时，可发生纵隔疝，健侧肺可有代偿性肺气肿。发生胸膜粘连时，可见条状粘连带影，多处粘连可将气胸分隔为多房局限性气胸。

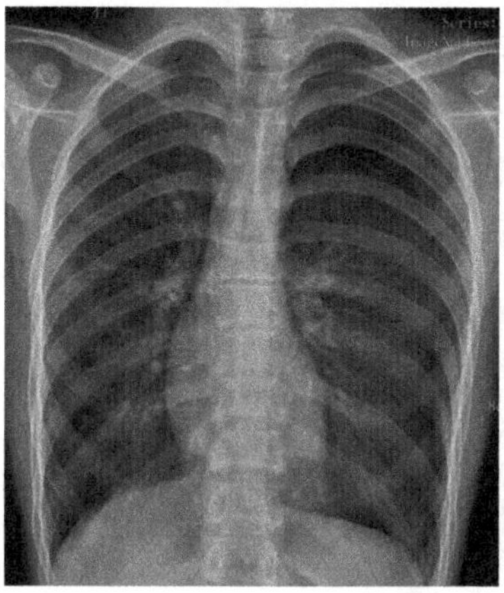

图3-1-17　左肺气胸

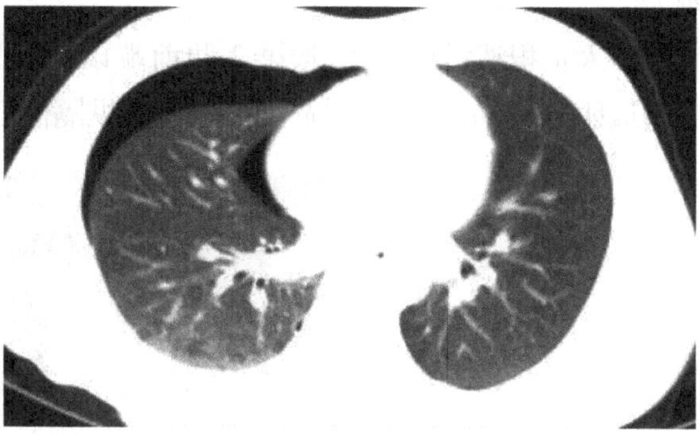

图3-1-18　右肺气胸

当胸腔内气体与液体并存时，为液气胸。明显的液气胸立位检查时可表现为横贯胸腔的液面，液面上方为空气及压缩的肺。

（二）胸腔积液

多种疾患可累及胸膜而产生积液，病因不同，液体的性质也不同。X线检查可明确积液的存在，但不能鉴别积液的性质。胸腔积液因液量多少和所在部位的不同，而有不同的X线表现。

1. 游离性胸腔积液

（1）少量积液：液体上缘在第4肋前端以下。液体最先积聚于位置最低的后肋膈角。液量达250 mL左右时，于站立后前位检查仅见肋膈角变钝。透视下液体可随呼吸及体位的变化而移动，以此可与轻微的胸膜粘连鉴别。随着液量增加，可依次闭塞外侧肋膈角，掩盖膈顶（图3-1-19）。

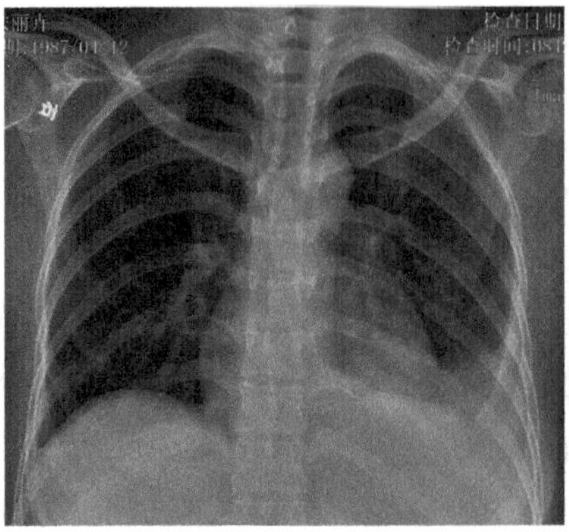

图 3-1-19　左侧少量胸腔积液

（2）中量积液：积液上缘在第 4 肋前端平面以上，第 2 肋前端以下。由于胸腔的负压、液体的重力、肺组织的弹力及液体表面张力等因素的综合作用，在立位胸片上，液体上缘呈外高内低的边缘模糊的弧线状，称为渗液曲线，为胸腔积液的典型 X 线表现。

（3）大量积液：积液上缘达第 2 肋前端以上，患侧肺野呈均匀致密阴影，有时仅见肺尖部透明，并显示肋间隙增宽，横膈下降，纵隔向健侧移位（图 3-1-20）。

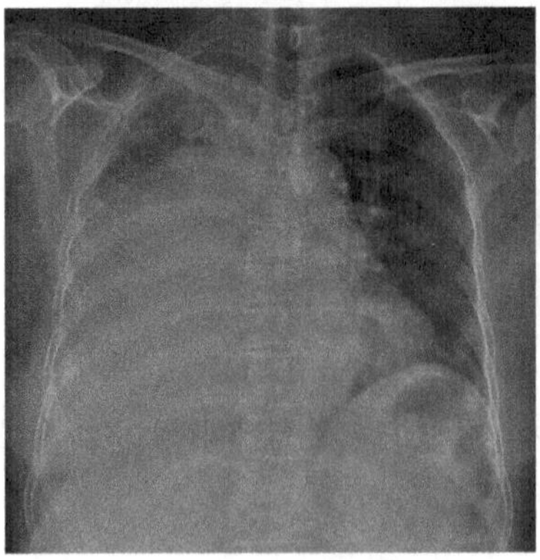

图 3-1-20　右侧大量胸腔积液

2. 局限性胸腔积液

积液局限于胸腔某一个局部称为局限性胸腔积液。其中以包裹性积液比较多见，常见于结核。叶间积液可由心衰或结核引起，少数肿瘤转移也可表现为叶间积液。肺下积液也常见于结核。

（1）包裹性积液：胸膜炎时，脏、壁层胸膜发生粘连可使积液局限于胸膜腔的某一部位，称为包裹性积液。多见于侧后胸壁，胸下部比上部多见。侧后胸壁的包裹性积液，切线位片上表现为自胸壁向肺野突出的半圆或扁丘状阴影，其上下缘与胸壁的夹角呈钝角,密度均匀,边缘清楚(图 3-1-21)。

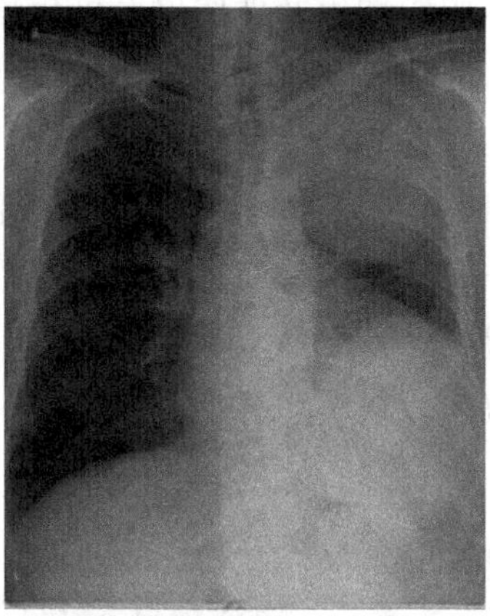

图 3-1-21　左肺包裹性积液

(2) 叶间积液:积液局限于水平裂或斜裂内时称为叶间积液。叶间积液可单独存在,也可与胸腔游离积液并存。发生于斜裂者,可局限于斜裂的上部或下部,正位 X 线检查多难以诊断,侧位则易于发现,典型表现是叶间裂部位的梭形阴影,密度均匀,边缘清楚。游离性积液进入叶间裂时多局限于斜裂下部,表现为尖端向上的三角形密度增高影(图 3-1-22)。

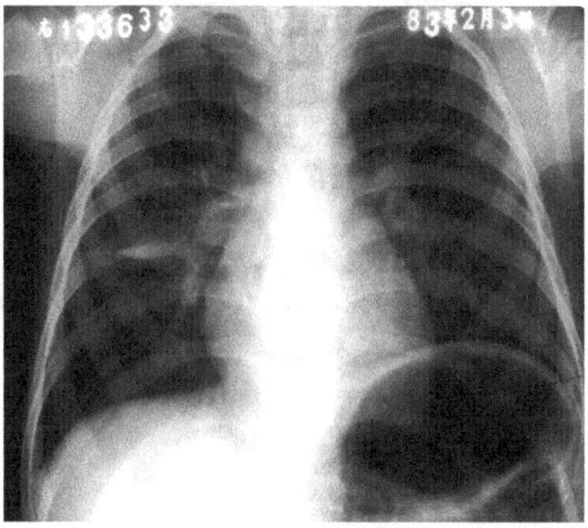

图 3-1-22　右肺叶间积液

(3) 肺下积液:积液位于肺底与横膈之间胸膜腔时称为肺下积液,右侧较多见。被肺下积液向上推挤的肺下缘呈圆顶形状,与横膈升高相似。肺下积液所致的"膈升高",圆顶最高点位于外 1/3 处,肋膈角深而锐利,且立位向一侧倾斜 60°或取仰卧位检查可见游离性积液的征象,不同于真正的膈升高。

（三）胸膜肥厚钙化

炎症性纤维素渗出、肉芽组织增生及外伤出血机化均可引起胸膜增厚、粘连及钙化。胸膜增厚与胸膜粘连常同时存在。轻度局限性胸膜增厚粘连多发生在肋膈角区，表现为肋膈角变浅、变平，膈运动轻度受限（图 3-1-23）。广泛胸膜增厚粘连时，可见患侧胸廓塌陷、肋间隙变窄、肺野密度增高，沿肺野外侧及后缘可见带状密度增高影，肋膈角近似直角或闭锁，膈升高且顶变平，膈运动微弱或消失，纵隔可向患侧移位。胸膜钙化多见于结核性胸膜炎、脓胸、出血机化和尘肺。胸膜钙化时在肺野边缘呈片状、不规则点状或条状高密度影。包裹性胸膜炎时，胸膜钙化可呈弧线形或不规则形（图 3-1-24）。

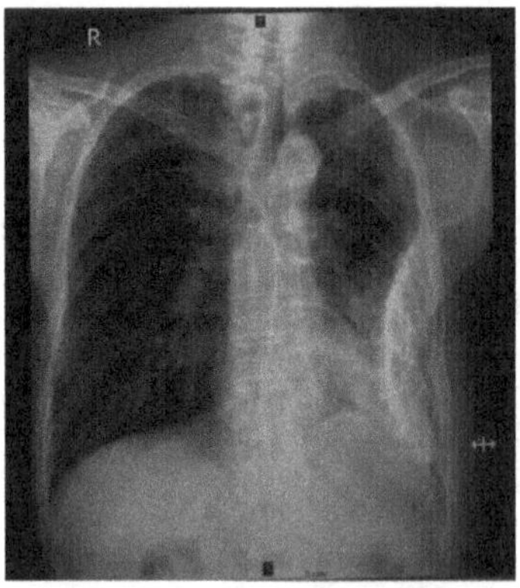

图 3-1-23　左侧胸膜增厚钙化

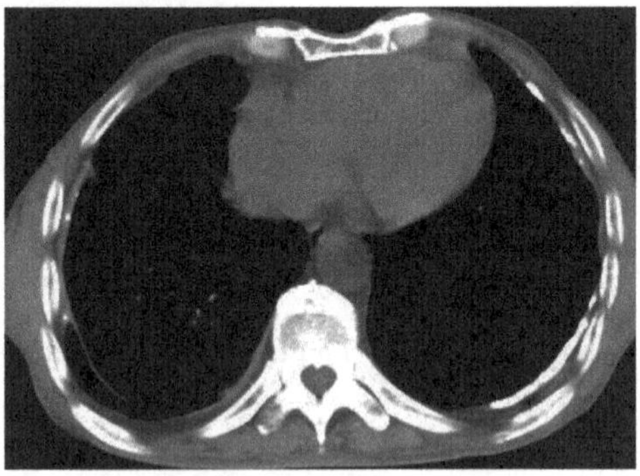

图 3-1-24　右侧胸膜增厚钙化

（辛立旭　姚立正）

任务 2　呼吸系统常见疾病影像学表现

一、支气管病变

（一）支气管异物

气管、支气管异物 80%~90% 见于 5 岁以下儿童。异物大致可分为三类：① 植物性异物：如花生米、豆籽、瓜籽等，最多见。② 矿物性异物：如硬币、徽章、小玩具、玻璃及牙托等，较少见。③ 动物性异物：食物中的碎骨、碎壳、鱼刺等，少见。

1. 临床与病理

异物引起的病理改变主要是机械性阻塞和异物所致的损伤刺激及继发感染。前者分为 4 种类型：

（1）双向通气：异物较小或管状异物，吸气或呼气时气流均能通过，无阻塞性改变。

（2）呼气性活瓣阻塞：吸气时气道增宽，气体可通过；而呼气时气道变窄，异物将气道完全阻塞，气体不易呼出，逐渐发生阻塞性肺气肿。

（3）吸气性活瓣阻塞：吸气时异物随气流向下移动而阻塞气道，致气体不能进入远端气道；而呼气时异物随气流向上移动，气体呼出后则发生肺不张。

（4）完全阻塞：异物将气道完全阻塞，引起所属肺不张。异物引起气道的损伤可分为机械性和化学性。前者为异物直接损伤气道的黏膜，后者系异物中的游离脂肪酸刺激气道的黏膜，使气管或支气管发生一系列的病理改变，如黏膜充血、肿胀、分泌物增多，肉芽组织增生、纤维化等。病理改变也与异物的形态、是否在气道内上下活动及异物停留的时间有关。

气管内异物的症状大多比较显著。较大异物嵌于喉腔或声门下区，可发生剧烈呛咳、哮鸣，甚至窒息。气管内异物常随呼吸气流上下移动，产生阵发性刺激性咳嗽及呼吸困难。有时颈部触诊有气管撞击感，听诊可闻见拍击响声，特别是在咳嗽时，异物撞击声门音响更显著。较小而又光滑的异物可进入支气管，而由于右侧支气管较左侧更接近于垂直走行，且较左侧粗大，吸气进入右主支气管的气流量及吸引力也大，易为异物所进入。支气管异物在吸入当时都有呛咳，异物进入支气管后则常有或短或长的无症状期，可被忽视而拖延诊治。有的虽有咳嗽、咳痰、发热等症状，如未获明确异物吸入史，也常可误诊为气管炎或肺炎。

2. 影像学表现

（1）X 线表现

① 气管异物，直接征象：动物性或矿物性异物可直接见于气管的透亮柱内。如为不透 X 线的扁平异物，由于需经过前后走行且狭窄的声门进入气管，且气管前后径稍大于左右径，气管后壁具有一定的可伸展性，故异物的窄面常与声门裂方向一致，在后前位上显示为纵形条状影，侧位则显示异物宽面。根据这一特点可与食管异物鉴别。食管为前后径小而横径宽的管腔，扁平异物进入后，后前位可显示异物宽面，恰与气管异物相反。间接征象：气管内异物多引起呼气性活瓣阻塞，两肺含气量增多，透亮度高，吸呼气时肺野透亮度改变不明显，而且心影在呼气时反比吸气小，异物小时可无异常发现。

② 支气管异物，直接征象：不透 X 线异物可直接显示其部位、形态和大小。间接征象：a. 肺不张：支气管完全阻塞可引起一侧肺、肺叶或肺段的不张，表现为一侧肺、肺叶或肺段的密度增高及体积缩小。b. 纵隔摆动：支气管部分阻塞时，支气管内活动性异物在吸气时可向下移动，阻塞支气管，气体难以进入或进入较少，纵隔向患侧移位；而呼气时，气流推动异物向上移位，气体呼出，纵隔又恢复原位，称为纵隔摆动。支气管非活动

性异物，在吸气时由于支气管扩张，气体进入；而呼气时，气体不能呼出，纵隔向健侧摆动。c. 阻塞性肺气肿：为支气管异物的早期征象，常与纵隔摆动同时存在。表现为相应部位透亮度增高，肺纹理稀少，呼气时表现明显，故应注意深呼气和深吸气时的对比观察。一侧肺气肿说明异物位于患侧主支气管；如为肺叶肺气肿，说明异物位于叶支气管内，故可根据气肿的范围推断异物的位置。d. 肺部感染：异物停留时间较久，相应肺叶可发生肺炎，甚至肺脓肿（图 3-2-1、图 3-2-2）。

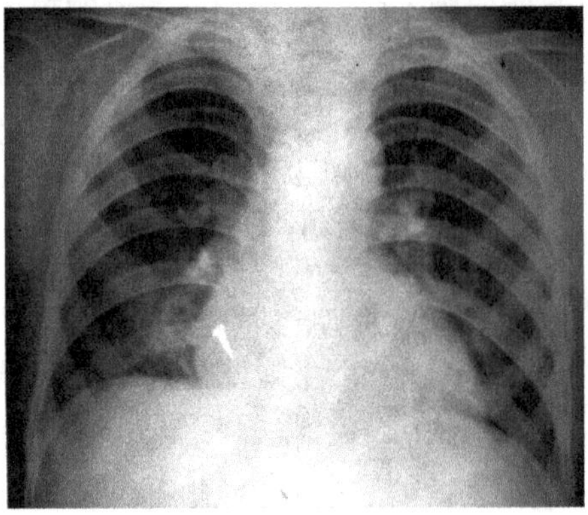

图 3-2-1　支气管异物正位

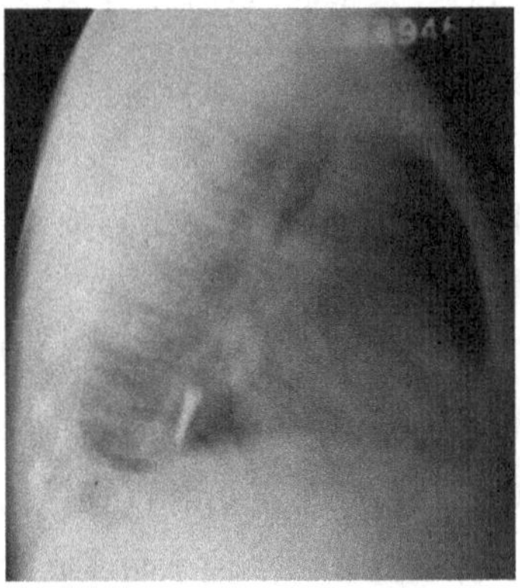

图 3-2-2　支气管异物侧位

（2）CT 表现

一般气管异物不需行 CT 检查。普通 X 线不能确诊的支气管异物患者，可进行 CT 检查。CT 可发现不透 X 线及透 X 线异物，可发现异物存在和位置，并有利于确定其大小及形态，从而有利于支气管下异物的取出，同时对异物所引起的早期或轻微继发改变的发现较 X 线敏感。因此，在有条件的情况下，可考虑先进行 CT 检查。螺旋 CT 克服了传统 CT 扫描方式的缺陷，扫描时间大大缩短。它能在一次屏气下获得完整的无间隔容积扫描数据的采集，加上计算机后处理技术的发展，可利用一次扫描所获得的数据反复进行多种方式的三维重建处理，包括表面多平面重建、CT 仿真内窥镜、表面遮盖显示、最小密度投影和实时三维重建成像等，使气管、支气管成像，从而判断异物的有无和存留的位置。螺旋 CT 具有安全无创的优点，为手术取出异物提供更多依据和有用信息，在儿童支气管异物的诊断中已得到广泛应用。

3. 诊断与鉴别诊断

患者大多有较明确的气管、支气管异物病史及相应的临床症状，临床就可确立诊断。影像学检查的目的在于明确诊断、了解异物停留的部位及继发性改变，或通过间接征象推测其存在及其位置。部分患者缺乏异物吸入病史，而是以肺部感染就诊，X 线或 CT 有利于异物的发现。

气管内不透 X 线异物有时需与食管异物鉴别。在侧位胸片上，气管异物位于气道的透明影内，而食管异物则在其后。气管内异物若为片状或扁形时，最大径位于气管矢状面，最小径位于冠状面，而食管异物则与其相反。食管吞钡检查有利于两者的鉴别，CT 检查则可明确。

（二）慢性支气管炎

慢性支气管炎是指支气管黏膜及其周围组织的慢性非特异性炎症，为一种多病因的呼吸道常见病，多见于老年人，临床常简称为“慢支”。临床的诊断标准为慢性进行性咳嗽连续 2 年以上，每年咳嗽、咳痰至少 3 个月，并除外全身性或肺部其他疾病。

1. 临床与病理

支气管的炎性改变最初发生在较大支气管，随病变发展自上至下逐渐累及细支气管。炎症改变起于黏膜层，然后逐渐侵及支气管壁的各层，最后可侵及其周围间质和血管，其主要基本病理改变：

（1）黏膜炎性改变：支气管黏膜充血、水肿、糜烂甚至溃疡。黏液腺体增生肥大，分泌亢进；纤毛上皮倒伏甚至脱落，净化功能降低，分泌物淤积。

（2）不完全阻塞：较小支气管的慢性炎症可导致支气管壁软骨变形萎缩，管壁弹性纤维被破坏，从而使呼气性支气管塌陷，同时分泌物的淤积可产生支气管的不完全阻塞。此外，支气管的慢性炎症导致肉芽组织及纤维组织增生，从而引起的管壁增厚和管腔狭窄也可产生支气管不完全阻塞。

（3）肺纤维化改变：慢性炎症引起纤维结缔组织增生，支气管周围间质纤维化可引起小血管扭曲、变形，肺泡壁纤维化可形成纤维小结。

临床表现早期主要是咳嗽、咳痰，痰为白色黏液泡沫痰，黏稠不易咳出。并发感染时，痰液增多并呈黄色脓性，有时可带血丝。多在冬季发病，咳嗽咳痰反复发作而致病情加重，易发生呼吸道感染。晚期因阻塞性肺气肿和（或）肺源性心脏病可出现气急、呼吸困难、心悸及不能平卧等症状。

2. 影像学表现

（1）X 线表现

慢性支气管炎的发展是一个缓慢的渐变过程，早期无异常 X 线表现。当病变发展到一定阶段，胸片可出现一些异常征象，主要表现：① 肺纹理的改变：表现为纹理增多、紊乱、扭曲及变形。由于支气管增厚，当其走行与 X 线垂直时，可表现为平行的线状致密影，形如双轨，故称为“轨道征”。肺组织的纤维化可表现为条索状或网状阴影，其内可伴有小点状阴影。② 肺气肿：可分为弥漫性肺气肿和小叶中心型肺气肿。前者系末梢支气管痉挛或者狭窄所致，表现为肺叶透光度增加、肋间隙增宽、心脏呈垂位型、膈低平。后者系细支气管的部分阻塞及炎症破坏肺泡壁所致，表现为肺透明度不均匀，或形成肺大泡。③ 肺动脉高压征象：表现为肺血管纹理近肺门处增粗（右下肺动脉横径大于 15 mm），而外围分支细小。④ 肺部炎症：慢支常有慢性间质性炎症，也可合并肺实质性炎症，表现为两肺多发斑片阴影，以两肺中下野内带多见。⑤

管剑鞘状改变：正侧位高千伏摄影胸片，测量胸段气管左右径及前后径，若左右横径小于前后径的2/3时，可认为属剑鞘样气管，为长期肺气肿，胸腔内压力增高，气管两侧壁受挤压所致（图3-2-3）。

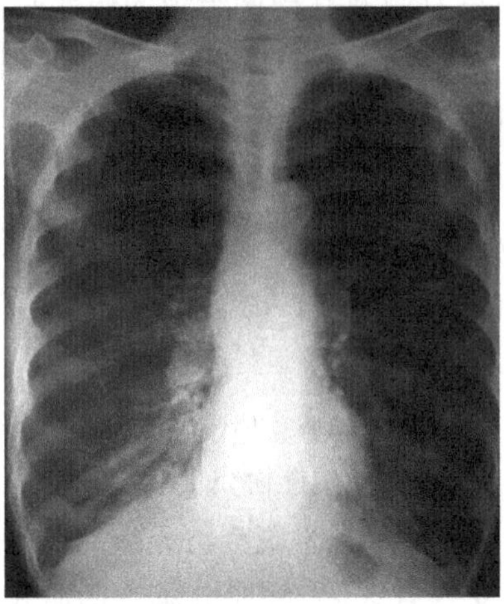

图3-2-3 慢性支气管炎X线表现

（2）CT表现

慢性支气管炎的CT表现差异很大，病程较短的轻症患者可无异常表现，病程长的重症患者则可有多种并发症的表现。CT显示支气管管壁增厚，易显示“轨道征”，管腔不同程度扩张或狭窄，肺纹理扭曲。出现肺气肿者显示肺组织密度低而不均匀，小血管影稀疏而细小，胸膜下区常可见肺大泡影，气管呈刀鞘样改变。间质纤维化者可见弥漫性网状阴影。出现肺动脉高压者可见近肺门部的肺动脉扩张，而外围小动脉影明显减小，呈残根状改变。应用HRCT可显示肺间质及肺实质的微细变化（图3-2-4）。

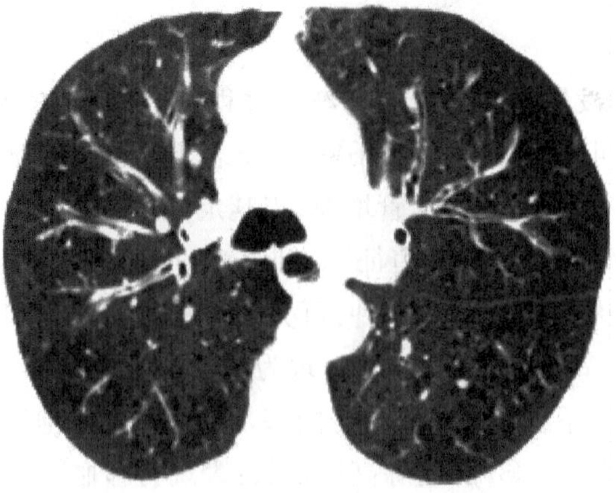

图3-2-4 慢性支气管炎CT表现

3．诊断与鉴别诊断

慢性支气管炎的影像学表现虽无特征性，但结合临床病史、症状，一般能做出提示诊断。出现肺气肿者表现较典型，较易做出诊断。但是引起肺纹理改变及产生肺气肿的疾患很多，在诊断时需与间质性肺炎、结缔组织疾病、尘肺、细支气管炎等鉴别。

（三）支气管扩张

支气管扩张是指支气管内径的异常增宽。支气管扩张是较常见的一种慢性支气管疾患，发病对象多为儿童及青少年。少数患者为先天性，多数患者为后天性。支气管扩张，通常简称为"支扩"，多见于左下叶、右中叶及右下叶。

1．临床与病理

先天性支扩是由于支气管管壁弹性纤维不足或软骨发育不全，出生后因受呼吸运动的影响，形成支扩。后天性支扩的主要病因：① 慢性感染引起支气管壁的破坏；② 支气管内分泌物的淤积及长期剧烈咳嗽，引起支气管内压增高；③ 肺不张及肺纤维化对支气管产生的外在性牵引。这三个因素互为因果，促成并加剧支气管扩张。根据支气管扩张的形态，可分为：① 柱状扩张：扩张远端和近端管径相近；② 囊状扩张：扩张的支气管远端宽度大于近端，远端呈球囊状；③ 静脉曲张型扩张：扩张的程度稍大于柱状扩张，管壁有局限性收缩致支气管形态不规则，形似静脉曲张。有些支气管扩张患者常伴有肺部炎症。

咳嗽、咳痰、咯血为支气管扩张的三个主要症状。尤其是反复感染后，常咯大量腥臭味浓痰。约半数患者咯血，多为成人，小儿咯血少见。

2．影像学表现

（1）X线表现

早期轻度支气管扩张在平片上可无异常发现。明显的支气管扩张，可有以下改变：① 肺纹理改变：由于支气管及肺间质的慢性炎症引起管壁增厚及纤维结缔组织增生，而致病变区肺纹理增多、增粗、排列紊乱。扩张而含气的支气管可表现为粗细不规则的管状透明影，扩张而含有分泌物的支气管则表现为不规则的杵状致密影。囊状扩张的支气管可表现为多个薄壁空腔，其中可有液平面存在。② 肺内炎症：为支扩继发肺内感染的表现，在增多、紊乱的肺纹理中可伴有小斑片状模糊影，亦可见范围较大的片状实变影。这种炎症吸收较缓慢，且在同一区域反复出现。③ 肺不张：病变区可有肺叶或肺段不张，表现为密度不均匀的三角形致密影。中叶综合征中往往伴有支气管扩张。在高千伏摄影胸片中，不张的肺叶或肺段中可见扩张的支气管。对于儿童，若有肺门淋巴结结核存在，则支扩是导致下叶肺不张的最常见原因。④ 囊状或蜂窝状影：表现为多个圆形或卵圆形薄壁透亮区，直径为0.5～3 cm，有时囊底可见小液平，多伴有肺纹理粗乱或肺实质炎症，常提示有支气管囊状扩张的存在。⑤ 局限性胸膜粘连增厚：多见于膈胸膜,表现为病变区邻近出现膈肌的线样或小三角样幕状粘连,为下肺近膈肌的支气管扩张反复炎症感染所致局限性胸膜增厚。支气管碘油造影可清晰显示支气管扩张的形态,但随着 CT 技术的应用,临床已很少开展此项检查(图 3-2-5)。

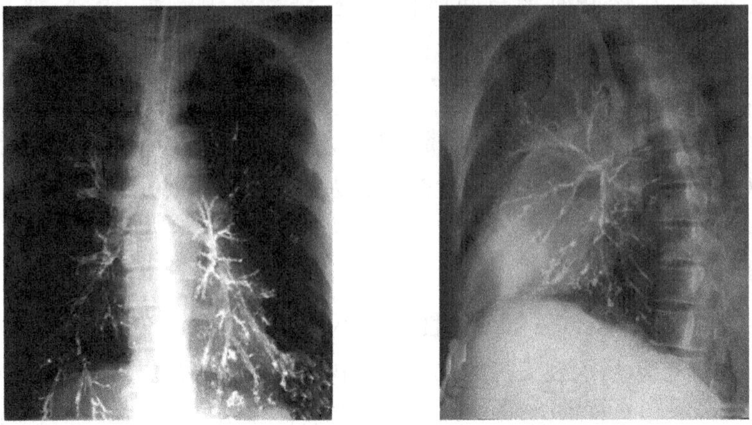

(a) 正位　　(b) 侧位

图 3-2-5　支气管囊状扩张碘油造影

(2) CT 表现

CT 对于支气管扩张诊断的意义是明确诊断和了解病变范围,为临床提供进一步的治疗意见。CT 检查技术的改进,尤其是高分辨率 CT 的应用,使 CT 诊断支扩基本已完全替代支气管造影。支扩表现为支气管管壁增厚,管腔增宽,使得正常时不能见到的距胸膜下 3 cm 的肺周边部也可见到支气管。当扩张的支气管走行与 CT 检查层面平行时表现为"轨道征",当它与检查平面垂直时,则表现为厚壁的圆形透亮影,此时,扩张的支气管和伴行的肺动脉形成特有的"印戒征"。正常时,肺动脉直径稍大于伴行的同级支气管直径,当这种大小关系发生倒转时,则表现为支扩。当扩张的支气管内为黏液所充盈时,则表现为与血管伴行而且粗于血管的柱状或结节状高密度影。静脉曲张型支扩则表现为管壁不规则的串珠状。肺不张合并支扩,或支扩合并肺炎、肺大泡等,CT 均能明确显示(图 3-2-6)。

(3) MRI 表现

MRI 显示支气管扩张也较敏感,病变区主要表现:① 肺叶结构紊乱,可见条索状或蜂窝状高信号影,尤其在心电门控 T_1WI 上显示最清晰。② 扩张的支气管管壁增厚而不规则,在横断面上表现为大小不等的戒指状,在水平切面上则呈粗细不均的长柱状或串珠状影。③ 囊状支扩可表现为圆圈状高信号影,有时可见液平面。

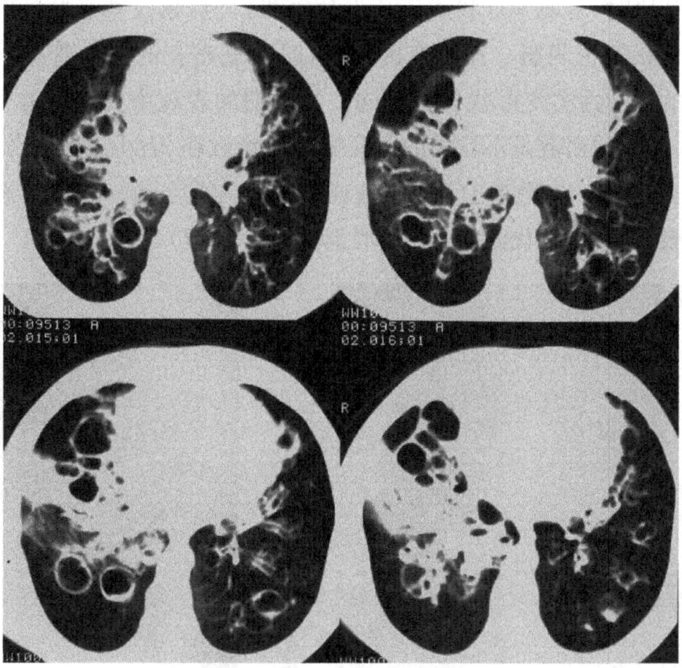

图 3-2-6 支气管扩张伴感染

二、肺炎

肺炎为常见的肺部疾病，按病变的解剖部位可分为大叶性肺炎、支气管肺炎（小叶性肺炎）及间质性肺炎。影像学的检查对病变的发现、部位、性质及动态变化，可提供重要的诊断资料。

（一）大叶性肺炎

多为肺炎双球菌致病。好发于冬春季节，青壮年多见。临床上起病较急，以高热、畏寒、胸痛、咳嗽、咳铁锈色痰为主要临床特征。血白细胞总数及中性粒细胞明显增高。典型的大叶性肺炎已不多见。炎症可累及整个肺叶或多个肺叶，也可呈肺段分布。大叶性肺炎的病理改变可分为 4 期：① 充血期，发病后 12 ~ 24 小时，此时肺部毛细血管扩张、充血，肺泡内可见浆液性渗出液。② 红色肝样变期，发病 2 ~ 3 天后肺泡内充满大量纤维蛋白及许多红细胞等渗出物，使肺组织变硬，切面呈红色肝样。③ 灰色肝样变期，发病 5 ~ 6 天后，肺泡内红细胞减少，而白细胞增多，肺组织切面呈灰色肝样。④ 消散期，发病 1 周后，肺泡内的纤维性渗出物开始溶解而被吸收消散。

1. X 线表现

大叶性肺炎充血期，X 线检查可无阳性发现，或表现为病变区肺纹理增多、透亮度较低、局部密度稍高的模糊影。病变进一步进展至实变期，X 线表现为密度均匀的致密影。炎症累及肺段时，表现为片状或三角形致密影；炎症累及整个肺叶时，表现为以叶间裂为界的大片状致密阴影。在实变区中，有时可见透亮的支气管影，即支气管充气征。不同肺叶的大叶性实变形状各不相同。消散期的表现为实变区的密度逐渐减低，先从边缘开始，病变的消散是不均匀的。病变表现为散在、大小不等和分布不规则的斑片状致密影。炎症进一步吸收可完全消散或仅留少许索条影。病变多在 2 周内吸收，少许患者延时吸收，偶有机化演变为机化性肺炎（图 3-2-7）。

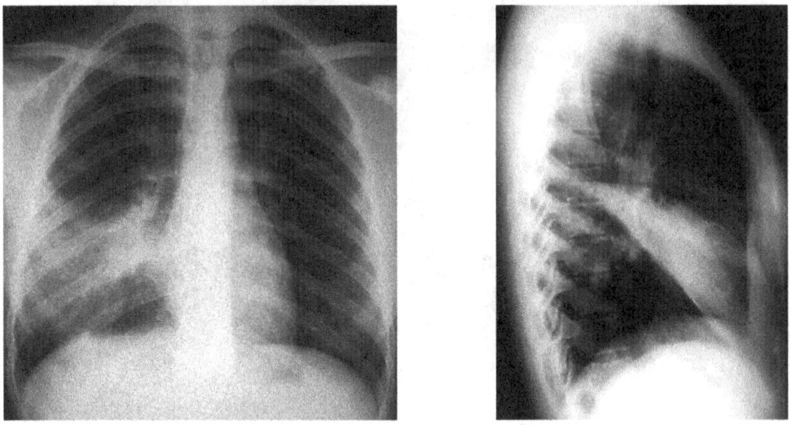

(a) 正位　　(b) 侧位

图 3-2-7　右肺中叶大叶性肺炎

2. CT 表现

在充血期，CT 可发现病变区呈磨玻璃样阴影，边缘模糊。实变期可见呈大叶或肺段分布的致密阴影，在显示空气支气管征方面 CT 较 X 线胸片更清晰。消散期随病变的吸收，实变阴影密度减低，最后可完全吸收（图 3-2-8、图 3-2-9）。

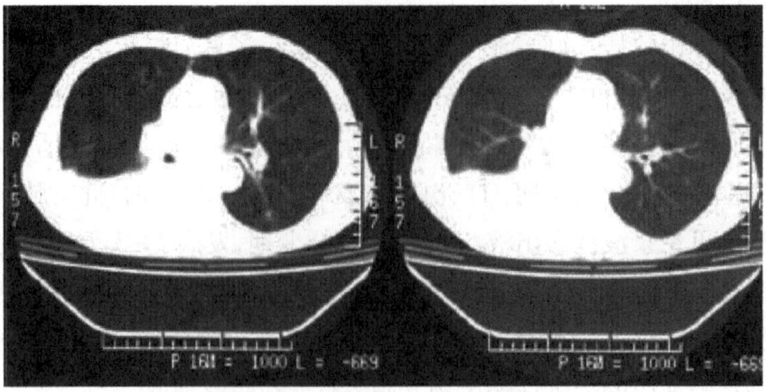

图 3-2-8　大叶性肺炎 CT 肺窗

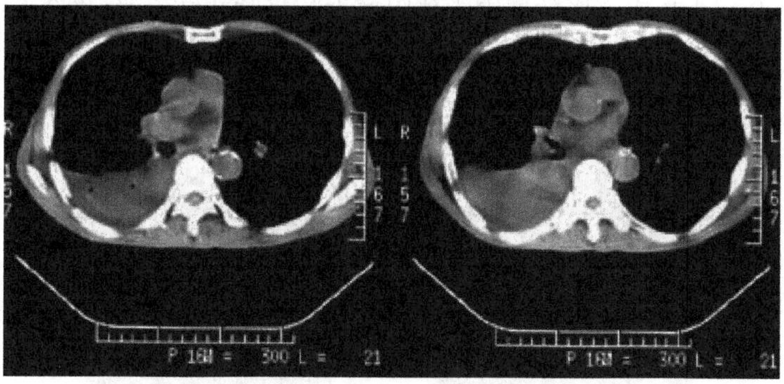

图 3-2-9　大叶性肺炎 CT 纵隔窗

（二）支气管肺炎

又称小叶性肺炎。常见致病菌为链球菌、葡萄球菌和肺炎双球菌等。多见于婴幼儿、老年人和极度衰弱者，或为手术后及长期卧床患者等。临床表现较重，多有高热、咳嗽、咳痰，伴有呼吸困难、发绀及胸痛等。多由支气管炎和细支气管炎发展而来。

1. X 线表现

病变多发生在两肺中、下肺野的内中带，病灶沿支气管分布。支气管及周围间质的炎症表现为肺纹理增多、增粗、模糊。小叶性渗出与实变则表现为沿肺纹理分布的斑片状模糊致密影，密度不均。病变广泛可累及多个肺叶。小儿患者常表现为肺门影增大、模糊，并伴有局限性肺气肿，经治疗后可完全吸收。经久不消散的支气管肺炎可引起支气管扩张，部分可转变成机化性肺炎（图 3-2-10）。

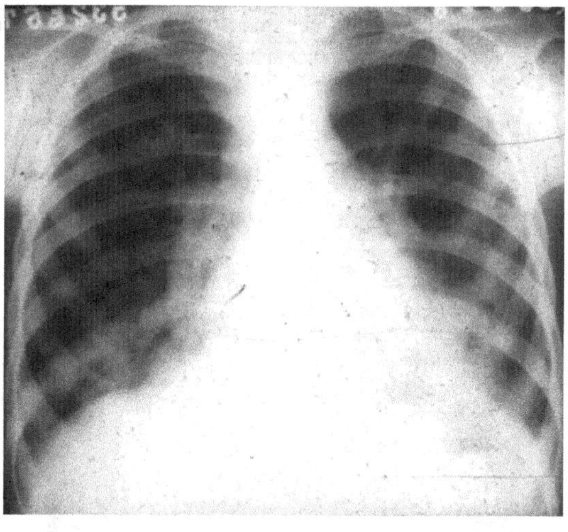

图 3-2-10　小叶性肺炎 X 线表现

2. CT 表现

两肺中下部肺纹理增多、增粗，可见大小不等的结节状及片状影，边缘模糊，多个小片影可相互融合。小片实变影的周围常伴阻塞性肺气肿或肺不张(图 3-2-11)。

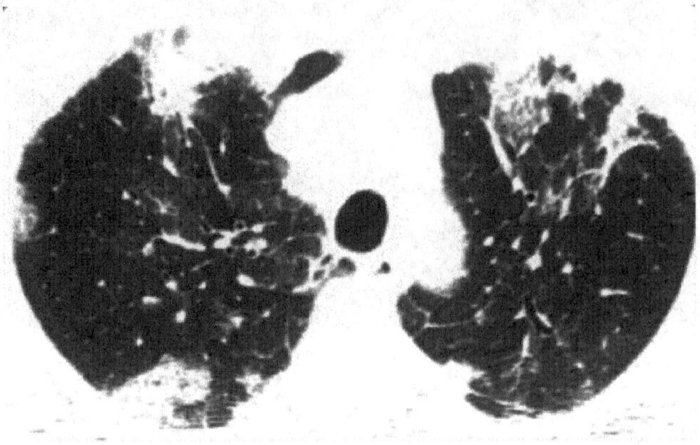

图 3-2-11　小叶性肺炎 CT 表现

(三) 间质性肺炎

可由细菌或病毒感染所致,多见于儿童,常继发于麻疹、百日咳或流行性感冒等急性传染病。临床表现除原发急性传染病的症状外,常同时出现气急、发绀、咳嗽、鼻翼煽动等。

1. X 线表现

病变范围较广泛,常同时累及两肺,以肺门区及中下肺野为主,但也可局限于一侧。表现为肺纹理增粗、模糊,呈网状,并伴有小点状影。肺门周围间质的炎性浸润及肺门淋巴结炎,可使肺门影增大,轮廓模糊,密度增高。炎性分泌物阻塞细支气管时可引起局限性肺气肿或肺不张。间质性肺炎的吸收消散过程较慢,少数病例可导致慢性间质性纤维化或支气管扩张等(图 3-2-12)。

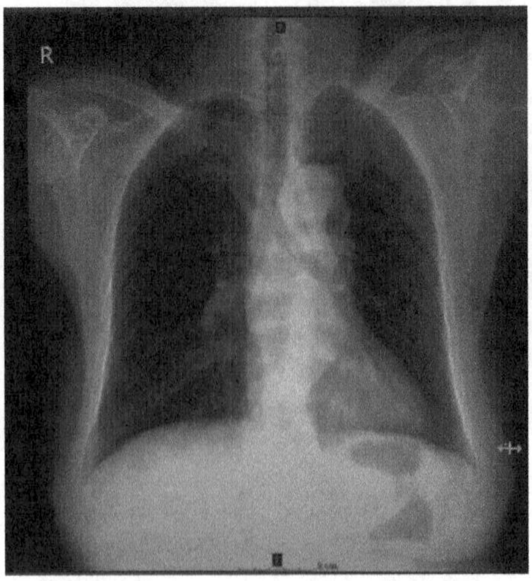

图 3-2-12　间质性肺炎 X 线表现

2. CT 表现

可见两下肺野弥漫分布的网状影，两侧支气管血管束增粗，呈不规则改变，小叶间隔及叶间胸膜增厚。早期或较轻者，肺泡腔内炎性细胞浸润伴少量渗出液，可见磨玻璃样改变。较重者可伴有小叶性实变，表现为小斑片状阴影。肺门及纵隔淋巴结可有增大（图 3-2-13）。

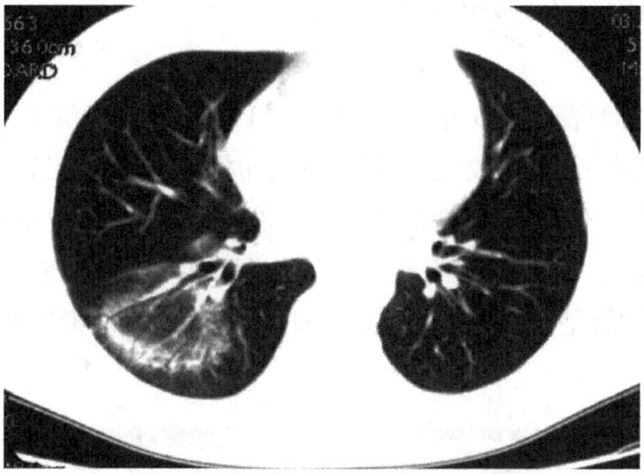

图 3-2-13　间质性肺炎 CT 表现

（四）肺结核

肺结核是由结核杆菌在肺内引起的一种常见的肺部慢性传染病。肺结核的病理变化比较复杂，机体的免疫力和细菌的致病力都直接影响着病变的性质、病程和转归。结核杆菌侵入肺组织后所引起的基本病变是渗出与增殖，在机体免疫力的影响下，未被吸收的渗出性病变可发生增殖性改变，增殖性病变周围也可出现渗出性病变。两者经常混合存在。

肺结核的临床分类对肺结核的防治很重要。1998 年我国中华结核病学会制定了新的结核病分类法，将肺结核分为 5 个类型：

（1）原发型（Ⅰ型）：初次感染结核，包括原发综合征和胸内淋巴结结核。

（2）血行播散型（Ⅱ型）：包括急性粟粒型肺结核和亚急性或慢性血行播散型肺结核。

（3）继发性肺结核（Ⅲ型）：为主要类型，包括渗出浸润为主型、干酪为主型和空洞为主型的肺结核。

（4）结核性胸膜炎（Ⅳ型）：包括结核性干性胸膜炎、结核性渗出性胸膜炎和结核性脓胸。

（5）其他肺外结核（Ⅴ型）：骨结核、肠结核、肾结核等。

肺结核的影像学表现：

1．原发型肺结核（Ⅰ型）

多见于儿童和青少年。结核杆菌进入肺部后首先在肺实质内产生渗出性改变，为原发病灶，然后经淋巴管向局部淋巴结蔓延，引起结核性淋巴管炎和结核性淋巴结炎。原发综合征是指肺内原发灶、局部淋巴管炎和淋巴结炎。当原发病灶吸收后，纵隔和肺门肿大淋巴结表现明显，称为胸内淋巴结结核。

（1）X 线表现

原发综合征的典型表现有 3 个 X 线征象。① 原发灶：多位于中上肺野，肺近胸膜处，为局限性斑片状阴影，中央较致密，周围较淡而模糊。② 淋巴管炎：从原发病灶向肺门走行的条索状阴影，不规则，一般不易见到。③ 肺门、纵隔淋巴结肿大：表现为肺门增大或纵隔边缘肿大淋巴结突向肺野，增大的淋巴结有时可压迫支气管而引起相应的肺不张。典型的原发综合征表现为“哑铃型”，即由淋巴结炎将原发灶与肿大的肺门淋巴结相连（图 3-2-14）。

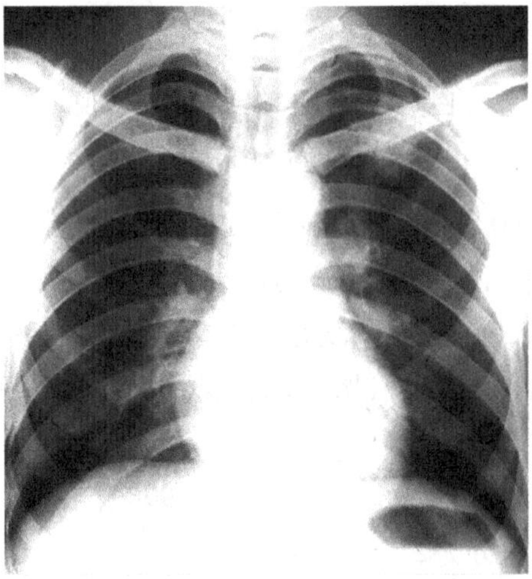

图 3-2-14　原发型肺结核原发综合征

（2）CT 表现

CT 扫描可更清晰地显示原发病灶、淋巴管炎、肺门及纵隔淋巴结增大，同时还可早期发现原发灶内的干酪样坏死，表现为病灶中心相对低密度区。对肿大淋巴结压迫支气管引起的部分肺不张显示较好。

（3）MRI 表现

对怀疑胸内淋巴结结核者，X 线及胸部 CT 显示不佳者，可以做 MRI 检查。

2．血行播散型肺结核（Ⅱ型）

此型为结核菌经血行播散的结核，由于结核菌的毒力、数量及机体免疫力状况不同等因素,可分为急性、亚急性和慢性血行播散型肺结核。

急性血行播散型肺结核又称急性粟粒型肺结核(图 3-2-15),X 线表现为两肺弥漫性粟粒状阴影,直径 1 ~ 2 mm,圆形或椭圆形。粟粒的影像特点主要为"三均匀",即分布均匀、大小均匀和密度均匀。CT 能清晰地显示弥漫性粟粒性病变(图 3-2-16)。

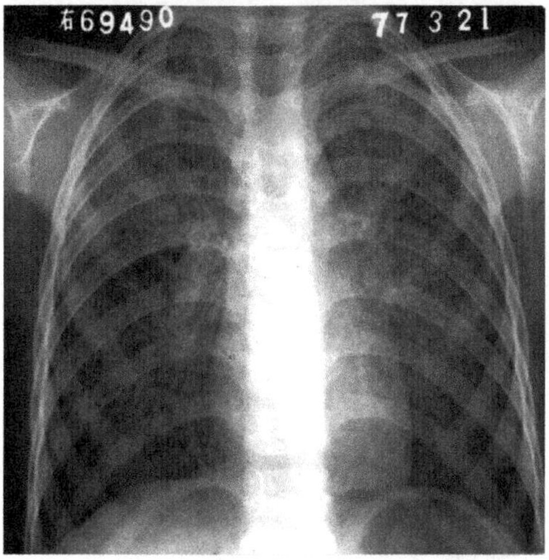

图 3-2-15　急性粟粒型肺结核

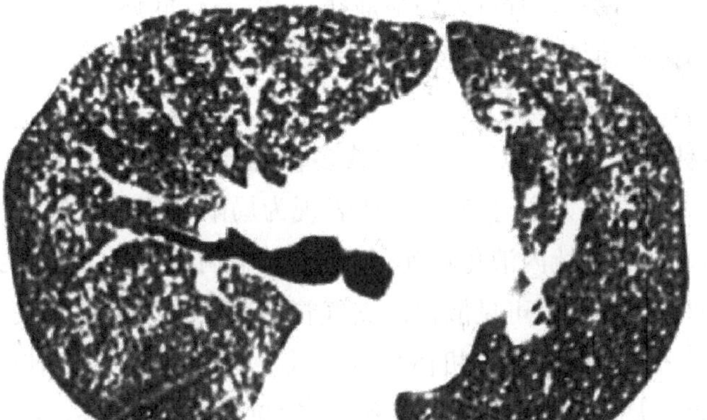

图 3-2-16　急性粟粒型肺结核 CT 肺窗

亚急性血行播散型肺结核:由结核杆菌较长时间多次侵入血液循环所造成。X 线可见病灶多位于两肺上中肺野,呈粟粒状阴影,表现为"三不均匀",即大小不均、密度不均、分布不均。病灶可相互融合,或增殖硬结和钙化。CT 图像表现为病灶的分布不均,以上中肺野多见;大小不均,粟粒结节可融合成较大结节;密度不均,部分病灶内可见钙化。

慢性血行播散型肺结核:病变类似于亚急性血行播散型肺结核的表现,大部分病灶呈增殖性改变，病灶边缘基本清晰，纤维索条影更加明显，病灶钙化更多见，胸膜增厚和粘连更显著等（图3-2-17）。

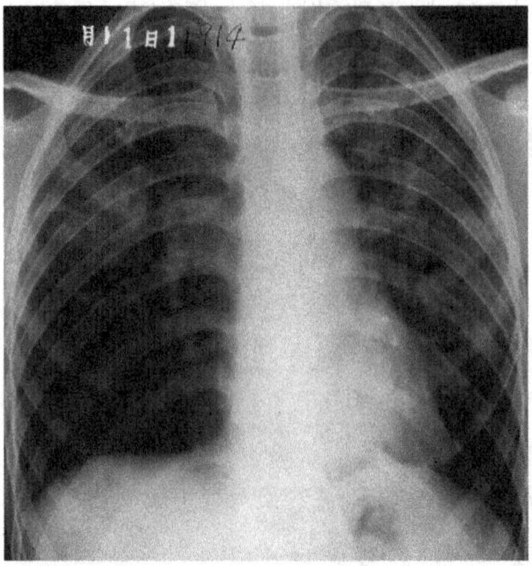

图3-2-17　慢性血行播散型肺结核

3．继发性肺结核（Ⅲ型）

为成年结核中最常见的类型，小儿极少。多为已静止的原发病灶的重新活动，或为外源性再感染。临床表现：轻者可无明显症状；一般多有低热、乏力、咳嗽、盗汗等症状；严重者可有咯血、胸痛、消瘦。痰结核杆菌阳性率高，血沉加快。

（1）X线表现

X线表现多种多样，可以以一种为主或多种混合并存，病变多位于肺上叶尖段、后段及下叶背段。渗出浸润为主时，X线主要表现为局限性斑片状影，中心密度较高而边缘模糊的致密影。部分病灶内液化坏死形成空洞，空洞表现各异，可为薄壁或纤维厚壁等，空洞周围及肺部其他部位可见散在的支气管播散灶。以干酪病变为主时，包括干酪性肺炎和结核球，干酪性肺炎见于机体抵抗力低下者，表现为一个肺段或肺叶的大部呈致密影实变，轮廓与大叶性肺炎相似，但密度较大叶性肺炎为高。结核球，是一种干酪性病变被纤维组织包裹而形成的球形病灶，好发于上叶尖后段与下叶背段，呈圆形及椭圆形阴影，边缘清晰，轮廓光滑，密度较高，内部常见钙化。结核球周围常见散在的纤维增殖性病灶，称卫星灶。以空洞为主型，表现为形状不规则的慢性纤维厚壁空洞，周围伴有广泛的纤维性变及支气管周围播散病灶。X线表现为同侧肺门上提，肺纹理紊乱，双侧肺野透亮度增加，心影呈垂位，肋间隙增宽，双膈低平呈桶状胸，胸膜粘连增厚（图3-2-18）。

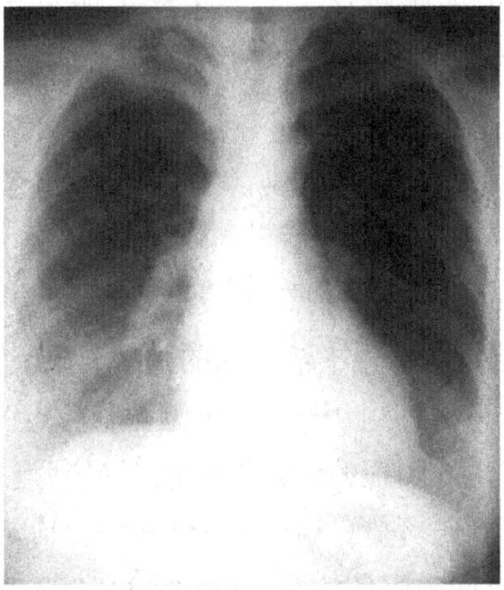

图 3-2-18　继发性肺结核结核球

（2）CT 表现

CT 与 X 线相似，易发现病灶内小空洞及小的钙化灶，可准确了解空洞壁的情况及结核球形体、密度和轮廓等。渗出浸润为主型常表现为规则斑片状、结节状致密影，密度不均，边缘不清。病灶内及周围可见不规则钙化灶。结核球表现为圆形、类圆形致密影，其内密度可不均匀，周围可见散在的卫星灶。干酪性肺炎表现为大叶性实变，其内可见数个小空洞影。慢性纤维空洞表现为空洞壁较厚，其内一般无液平面，病灶周围及对侧肺内可见多发新旧不一的播散灶，部分可钙化。肺野透亮度增加，肺纹理粗乱扭曲，纵隔向患侧移位，可见胸膜增厚、钙化（图 3-2-19）。

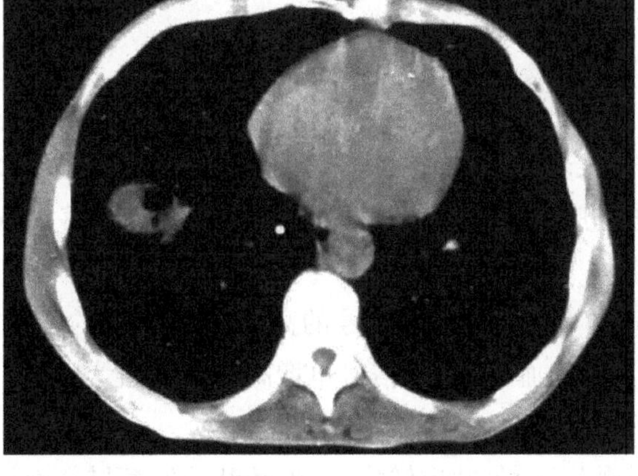

图 3-2-19　继发性肺结核厚壁空洞

4．结核性胸膜炎（Ⅳ型）

多见于儿童或青少年，可单独发生，或与肺部结核病变同时出现。临床上分为结核性干性胸膜炎和结核性渗出性胸膜炎。前者不产生明显渗液或仅有少量纤维渗出，X 线检查可无异常发现或仅出现患侧膈运动受限。后者临床多见，常为单侧，偶见双侧。液体一般为浆液性，少为血性。胸腔积液常呈游离状态，病程较长时，可引起胸膜肥厚、粘连、钙化，也易引起包裹性胸腔积液。

（1）X 线表现

当胸腔积液量在 250 mL 以上时，胸部 X 线平片则可发现。少量时表现为患侧肋膈角变钝；中等量时表现为液体上缘呈外高内低的弧线样影；大量积液时，整个胸腔密度增高，或仅肺尖部见少量透亮的肺组织，纵隔向健侧移位，患侧肋间隙增宽。肺底积液在平片上似横膈升高，与真正的膈顶的区别在于前者最高点位于外 1/3 处，卧位胸片可见病变侧呈均匀的密度增高影。包裹性积液表现为密度均匀一致的扁平状或椭圆形密度增高影，基底邻近胸膜，突向肺野侧边缘清晰（图 3-2-20）。

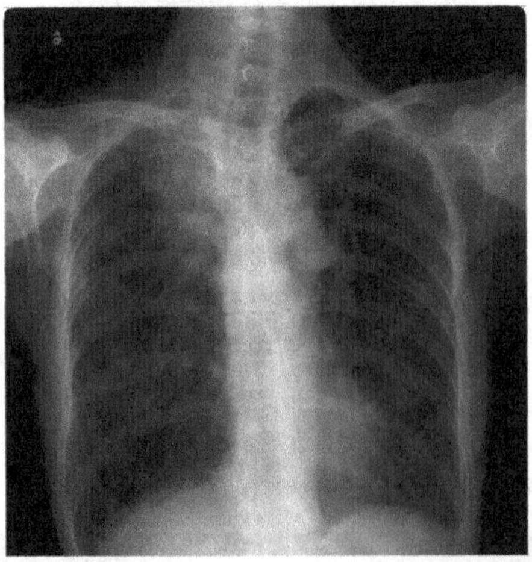

图 3-2-20　结核性胸膜炎

（2）CT 表现

少量胸腔积液时，表现为后胸壁的弧形均匀致密影，积液量增多时呈半月形。大量胸腔积液时可见压缩的肺组织。对叶间积液或包裹性积液能够明显诊断。

（3）MRI 表现

T_1WI 上呈低信号、等或高信号，信号的高低与积液内的成分相关，蛋白含量高，T_1WI 信号较高。亚急性出血期 T_1WI 信号也增高。T_2WI 上均呈高信号。

（五）肺错构瘤

错构瘤不是真性肿瘤，而是肿瘤样病变，由胚叶的发育异常而形成。肺错构瘤是最常见的良性肺肿瘤，发生在肺段及肺段支气管以上者称中央型错构瘤，较少见，临床表现为咳嗽、咳痰、发热及胸痛等。发生在肺段以下支气管和肺内的称为周围型错构瘤，较多见，在肺内形成结节或肿块，较小时可无明显临床表现，患者多在 40 岁以上，男性多于女性，多为单发。较大时引起咳嗽、咯血等症状。其诊断主要依靠临床症状、X线检查、支气管镜和病理学检查。错构瘤起源于肺内正常存在的肺组织，主要成分为软骨和纤维结缔组织，也可含上皮细胞、平滑肌和脂肪组织。通常发生在肺外周部肺实质内，多位于胸膜下，约10%位于支气管管腔内。

1. X线表现

周围型错构瘤表现为肺内孤立的结节影，边界比较清晰，可有轻度分叶，病变可保持数年无变化或有缓慢增长。25%～30%可见钙化，爆米花样钙化是错构瘤的特征性表现。中央型错构瘤引起的阻塞性肺炎及阻塞性肺不张，可表现为斑片状密度增高影，肺叶及肺段的实变(图3-2-21)。

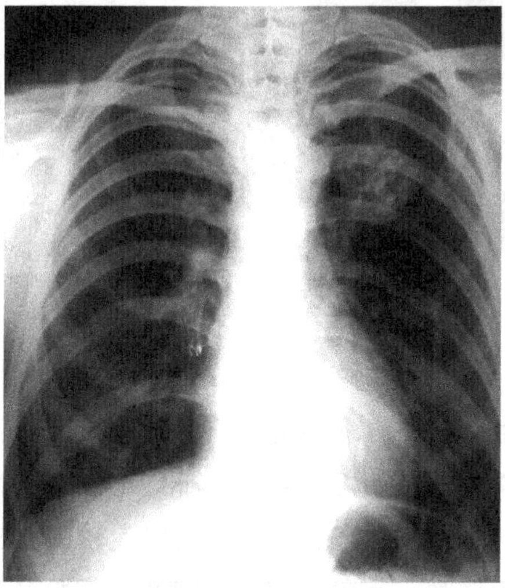

图3-2-21　左肺上叶错构瘤

2. CT表现

周围型错构瘤可见肺内圆形或卵圆形结节灶，常位于肺表面胸膜下，病灶边缘光整，可见浅分叶，直径多在3 cm以下，少数可较大。病灶内可见局灶性脂肪和(或)钙化。病灶内检测到脂肪密度是错构瘤的特征性改变。周围血管可见受压移位征象。CT增强扫描时大多数病灶无明显强化。中央型错构瘤在主支气管及肺叶支气管管腔内，呈结节状，边缘光滑清楚(图3-2-22)。

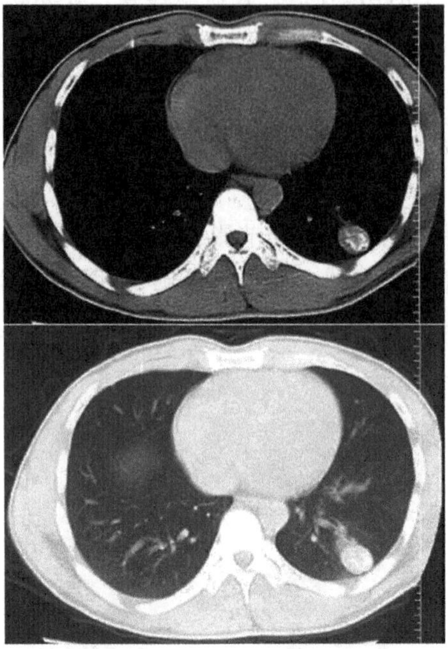

图 3-2-22　左肺错构瘤

（六）肺癌

肺癌是最常见的恶性肿瘤之一,肺癌起源于支气管的上皮、腺体或细支气管及肺泡上皮。组织学上可分为鳞癌、未分化癌、腺癌及细支气管肺泡癌。鳞癌为最常见的组织类型,占肺癌的 40% ~50% ,多发生在肺段支气管以上较大的支气管,男性多见,肿瘤中心易发生坏死,生长慢,转移晚。未分化癌约占 40% ,发病年龄较小,生长快,转移早。腺癌约占 10% ,多发生于外围小支气管,早期可发生淋巴、血行及胸膜转移。细支气管肺癌较少见,占 2% ~5% ,肿瘤发展速度相差悬殊。在大体病理形态上,根据肿瘤的发生部位分为中央型、周围型和弥漫型。

肺癌的临床表现取决于组织类型、发生部位及发展情况。早期可无症状或体征。有时是在查体时偶然发现。病变发展可出现咳嗽、咯血、胸痛、咳痰、呼吸困难等症状。

平片是肺癌的首选影像检查方法,CT 用于肺癌的鉴别诊断和分期,也是早期发现的重要方法,MRI 用于辅助肺癌的鉴别诊断和分期。影像学上常按照肺癌的发生部位分为三型:中央型、周围型和弥漫型。

1. 中央型肺癌

发生于肺段和肺段以上支气管的肺癌,主要为鳞癌、小细胞癌、大细胞癌及类癌。

（1）X 线表现

早期平片可能不易发现肿瘤,肿瘤阻塞支气管引起阻塞性肺炎、阻塞性肺不张时表现为斑片状影及肺叶、肺段的肺不张。病变进一步发展,X 线平片可见肺门区肿块影,向肺野内突入，边缘清晰。同时伴有间接征象，如局限性阻塞性肺气肿、阻塞性肺炎和肺不张等。阻塞性肺气肿表现为肺叶透亮度增加，肺纹理稀疏，纵隔、叶间裂受压移位。阻塞性肺炎表现为局限性斑片状阴影，肺叶或肺段的实变。其特点为抗炎治疗后不易吸收，短期易复发。阻塞性肺不张表现为肺叶或肺段的体积缩小、密度增高。右上叶肺不张时，不张的凹面下缘与肺门肿块下缘相连，形成横“S”征（图 3-2-23）。

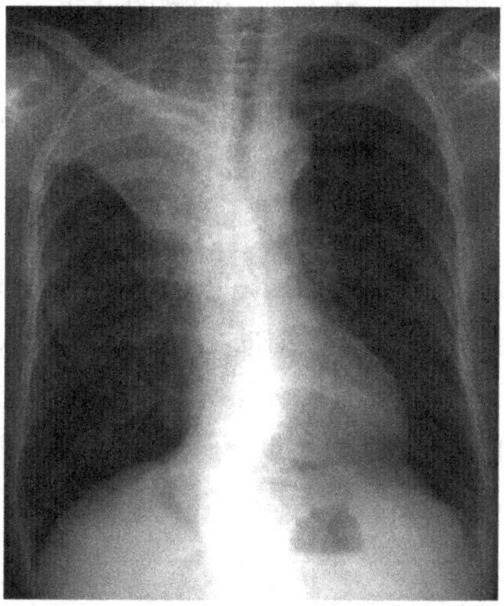

图 3-2-23　肺癌横“S”征

（2）CT 表现

早期 HRCT 扫描可见肺叶、肺段的支气管管壁增厚，可见支气管腔内小结节影，可见轻度支气管阻塞改变。进展期表现为支气管壁增厚和支气管狭窄，肺门肿块呈分叶型或边缘不规则型，伴有阻塞性肺炎或不张。增强扫描可明确显示纵隔的侵犯及血管受压移位、变窄和闭塞改变，可显示肺门及纵隔淋巴结增大的部位、大小及数量（图 3-2-24）。

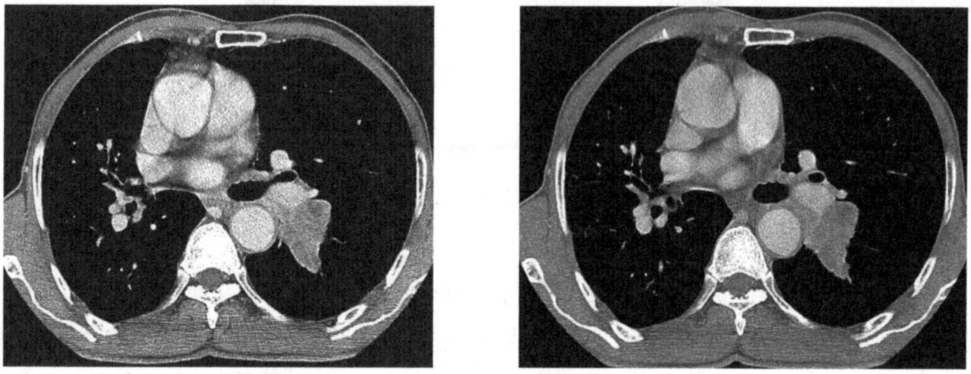

图 3-2-24　左肺中央型肺癌 CT 增强肺窗、纵隔窗

（3）MRI 表现

可显示支气管管壁增厚，管腔狭窄及腔内结节。MRI 表现对确定肺门部肿块与支气管的关系及纵隔血管受累等更加直观。肺癌肿块在 TWI 上呈中等均匀信号，在 T_2WI 上呈高信号，常不均匀。纵隔大血管因流空效应而呈黑色低信号影，易与肿瘤区分。MRI 对肺门纵隔淋巴结显示较好，T_1WI 呈中等信号，T_2WI 呈略高信号。MRI 不仅可用于分辨阻塞性肺不张内的肺门肿块，还有助于肿瘤的分期。

2. 周围型肺癌

发生于肺段以下支气管的肺癌。以腺癌常见，其次为鳞癌、腺鳞癌等。如发生在肺尖的癌，特称为肺上沟癌。

（1）X 线表现

早期 X 线表现为肺内小结节灶，有分叶，边缘稍模糊。进展期肿块较大，肿块密度一般较均匀，常呈不规则分叶状，可见短细的毛刺。肿块较大时内部可见坏死液化，形成空洞。空洞壁常为厚壁，厚薄不均，内缘不光整，外缘呈分叶状，有的内部形成结节影。肿瘤侵犯支气管引起阻塞性炎症时，可在肿瘤的周围出现斑片状阴影；肿瘤牵拉邻近胸膜则引起胸膜凹陷征（图 3-2-25）。

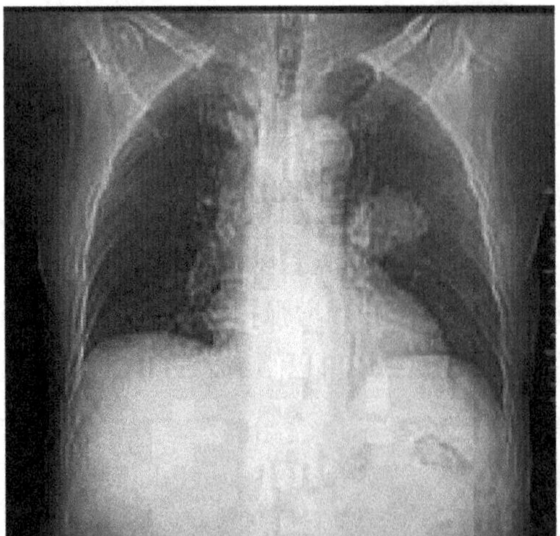

图 3-2-25　左肺周围型肺癌

（2）CT 表现

高分辨率 CT 扫描更利于显示结节或肿块的边缘、形态、瘤周表现，内部结构特点及密度变化等。早期周围型肺癌呈小实性结节，毛玻璃样结节。其内可见小的透光区，即空泡征。肿瘤的边缘毛糙，有分叶，可见细小毛刺，邻近胸膜可见胸膜凹陷征。增强扫描时，肿块呈密度均匀的中等或以上强化。进展期肿瘤呈团块状软组织密度影，多数密度均匀。肿瘤空洞内缘不光整，外缘分叶。肿瘤内可见小斑片状、小结节样钙化。瘤体边缘分叶明显，边缘毛糙，有毛刺（图 3-2-26）。

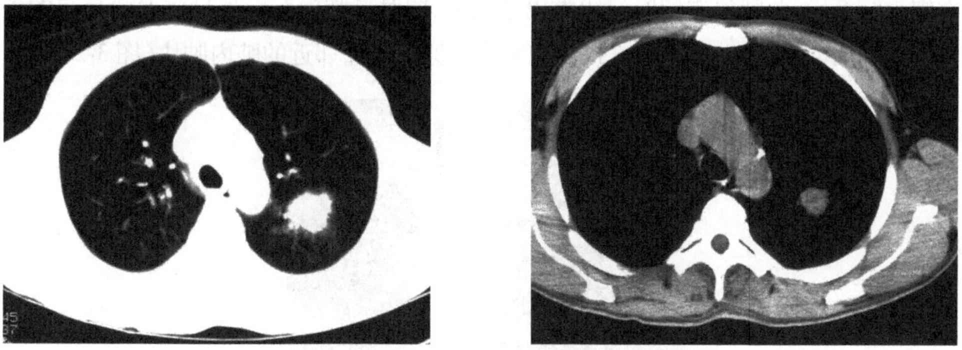

图 3-2-26　左肺周围型肺癌 CT 肺窗、纵隔窗

（3）MRI 表现

多方位成像有助于肿瘤的定位，有助于肿瘤的鉴别诊断和分期。对肺门、纵隔淋巴结肿大和肺血管的侵犯显示较好。

3. 弥漫型肺癌

发生在细支气管或肺泡的肺癌，弥漫分布于两肺。病理类型常为细支气管肺泡细胞癌。

（1）X 线表现

表现为两肺广泛分布的小结节，不对称分布。以两肺中下部多见。病变呈进行性发展，有融合倾向。融合病灶呈肿块状，可发展为整个肺叶的实变，在融合病灶内可出现不规则支气管充气征。

（2）CT 表现

表现为两肺弥漫不规则分布的结节，常伴有肺门、纵隔淋巴结转移。病变融合后可见大片肺炎样实变影，近肺门处可见支气管充气征。细支气管肺泡细胞癌由于癌细胞分泌黏液，实变区密度较低，呈毛玻璃样改变。CT 增强扫描时，在肺叶及肺段实变中出现血管强化的影像，称为“血管造影征”。

（七）肺转移瘤

人体许多部位的恶性肿瘤可以经血行、淋巴或直接蔓延等途径转移至肺部成为肺转移瘤。发生在肺部转移的肿瘤依次是绒癌、乳癌、肝癌、胃癌、骨肉瘤、甲状腺癌、肾癌、前列腺癌、睾丸癌及肾胚胎瘤等。肺转移瘤的临床表现不一，多数患者先有原发肿瘤的临床表现，也有部分患者无明显原发肿瘤的表现。肺部转移瘤轻者可无明显症状。主要的临床表现为咳嗽、呼吸困难、胸闷、咯血和胸痛，常伴恶液质。

1. X 线表现

血行转移常表现为两肺多发的类圆形、棉球样结节及肿块影，密度均匀，大小不一，边缘清晰。以两肺中下野外带较多,也可局限于一侧肺野。淋巴道转移可表现为网状及多发细小结节影,两肺门或(和)纵隔淋巴结增大,同时自肺门有向外呈放射状分布的条索状影。纵隔、胸膜及胸壁向肺内直接侵犯表现为原发肿瘤邻近的肺内肿块(图 3-2-27)。

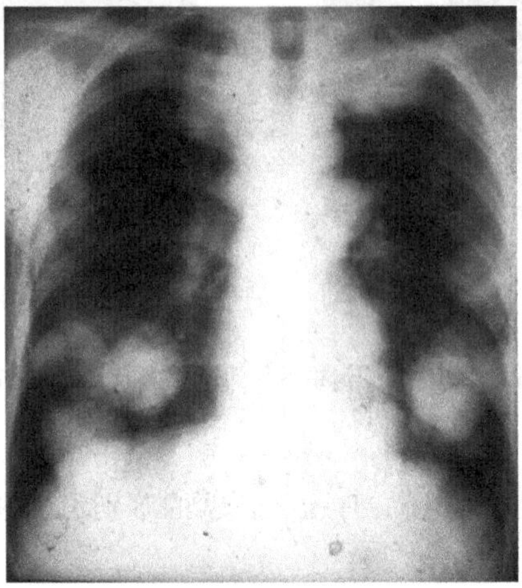

图 3-2-27　肺转移瘤 X 线表现

2. CT 表现

CT 扫描对发现肺部转移灶较 X 线敏感,表现为两肺弥漫性结节,或多发球形病灶,边缘光整,密度均匀,以中下肺野及胸膜下较多。有些转移瘤中可发生空洞或钙化,病变有钙化常见于骨肉瘤及软骨肉瘤转移。CT 对淋巴道转移有其独特的优势,除可见肺门及纵隔淋巴结增大外,还可见支气管血管束增粗、小叶间隔增厚,并且沿支气管血管束、小叶间隔可见多数细小结节影。常合并胸腔积液,部分患者伴有纵隔及肺门淋巴结肿大(图 3-2-28)。

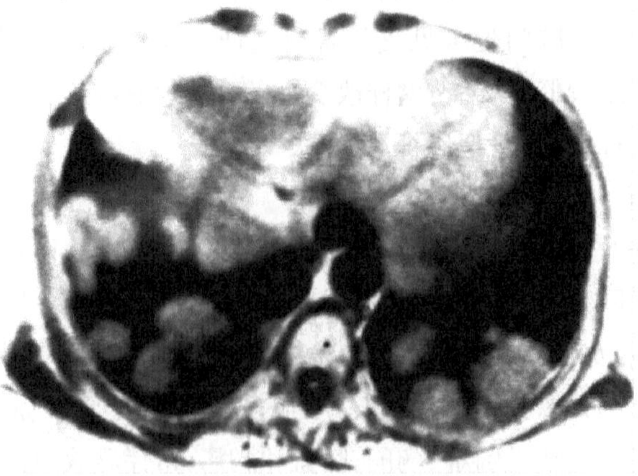

图 3-2-28　肺转移瘤 CT 表现

原发恶性肿瘤的患者肺部出现结节灶或间质性改变时，应该要考虑到肺转移瘤，临床须与肺结核、肺炎、尘肺、结节病等鉴别。

（杨立伟　郑后珍）

任务3　循环系统基本病变影像表现

一、心脏的改变

（一）心脏增大分型

某一房室或多个房室的增大，在后前位观察时，心脏和大血管可构成一定的形状。对于心脏增大的不同外形，常习惯地将其划分为二尖瓣型、主动脉型、普大型和移行型等。

1. 二尖瓣型

两心缘向外膨隆，肺动脉段（心腰部）突出，主动脉结缩小或正常。心脏外形如梨形，常见于以右心增大为主的心脏病，如二尖瓣病变、房间隔缺损、肺动脉瓣狭窄、肺动脉高压和肺心病等，其中以二尖瓣狭窄最常见，表现也最典型（图3-3-1）。

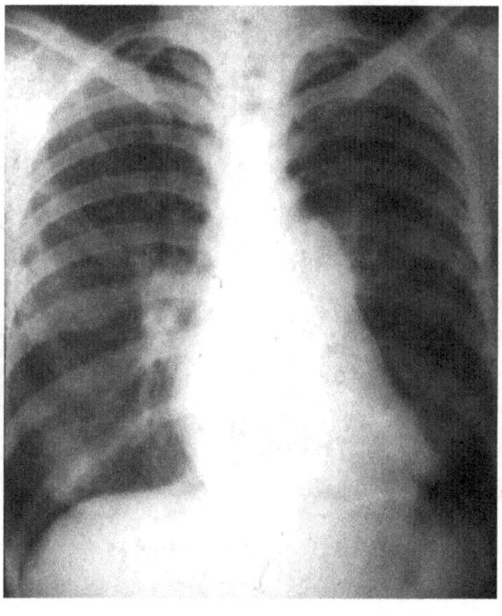

图3-3-1　心影增大二尖瓣型

2. 主动脉型

左心缘向外膨凸，肺动脉段凹陷，主动脉结突出。常见于以左心增大为主的心脏病，如主动脉瓣病变、高血压、冠心病或心肌病等。其中以主动脉瓣关闭不全最常见，表现也最典型（图 3-3-2）。

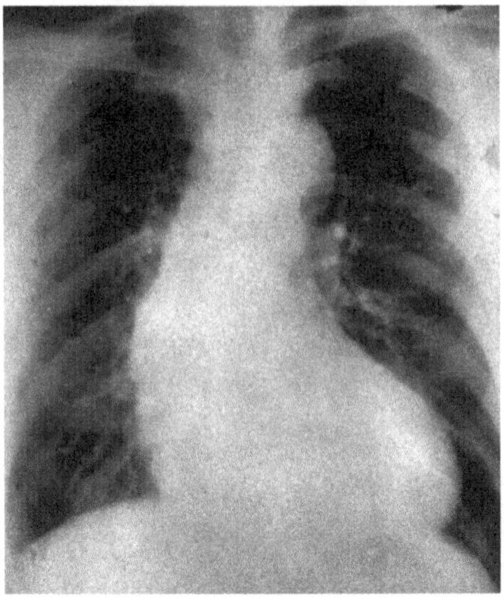

图 3-3-2　心影增大主动脉瓣型

3．普大型

心脏比较均匀地向两侧增大，肺动脉段平直，主动脉结多数正常，状如烧瓶。常见于左右心增大的心脏病，或为心包病变等心外因素所致，如瓣膜病变、充血性心脏病和大量心包积液等（图 3-3-3）。

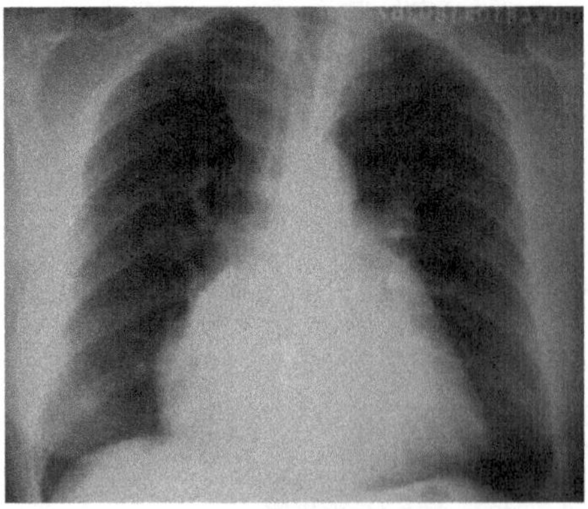

(a) 正位

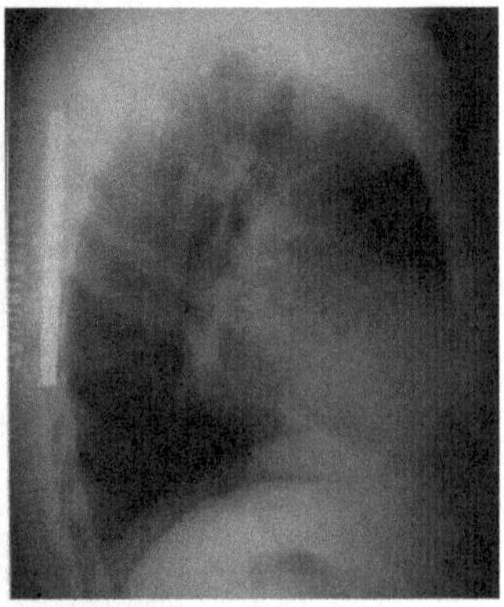

(b) 侧位

图 3-3-3　心影增大普大型

4．移行型

如“二尖瓣—主动脉”型，常见于动脉导管未闭。另外如“主动脉—普大”型，“二尖瓣—普大”型等。

注意：心脏增大类型的划分，只是为了表明心脏增大的类型，是诊断心脏病的一种手段，它不代表具体的心脏病，更不是疾病的诊断名称。

（二）心腔扩大

1．左心室增大

左心室增大主要见于高血压、主动脉瓣病变、二尖瓣关闭不全、室间隔缺损和动脉导管未闭等。由于左心室增大，心脏向右呈顺时针方向旋转。左心室向右向前，与膈肌的接触面增大，主动脉弓增大，升主动脉和主动脉弓分别向右、向左凸出，左心室上段抬平，心腰凹陷，构成“主动脉”型心脏。

主要X线表现：① 心尖向下、向左延伸；② 相反搏动点上移；③ 左心室段延长、圆隆并向左扩展；④ 左心室与脊柱重叠；⑤ 左侧位，心后间隙变窄甚至消失，心后下缘的食管前间隙消失（图3-3-4）。

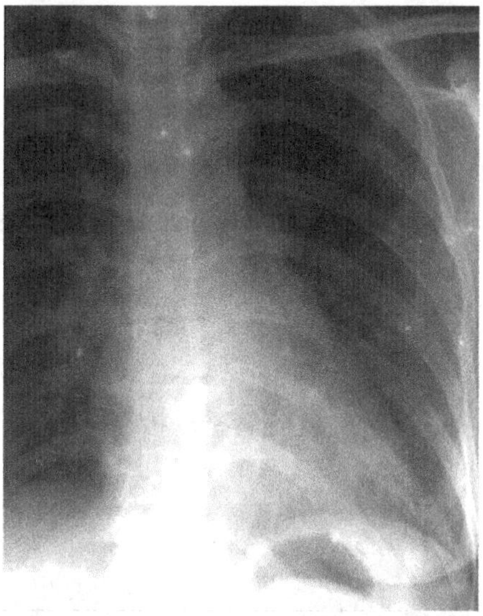

图3-3-4 左心室增大

2．右心室增大

右心室增大常见于二尖瓣狭窄、肺源性心脏病、肺动脉狭窄、肺动脉高压、心内间隔缺损和法洛四联症等。右心室增大，右心室向左、左心室向后，心脏向左呈逆时针方向旋转。增大明显者左心缘可能完全由右心室占据，主动脉弓缩小，肺动脉段凸出，构成“二尖瓣”型心脏。法洛四联症时的右心室增大，因其是以肥厚为主，故显示心腰部凹陷、圆凸，构成靴形心。

主要X线表现：① 右心室主要向前、向左和向后增大，心脏呈二尖瓣型；② 心腰为丰满或膨隆；③ 相反搏动点下移；④ 右前斜位，心前缘膨隆，心前间隙变窄；⑤ 左前斜位，心室膈段增长，室间沟向后上移位（图3-3-5）。

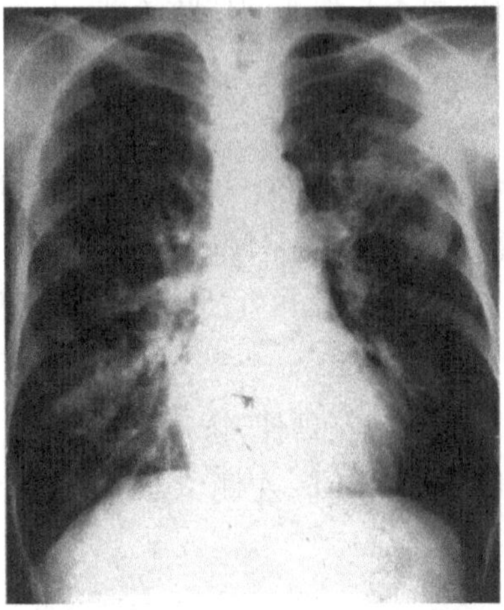

图 3-3-5　右心室增大

3. 左心房增大

左心房增大主要见于二尖瓣病变和各种原因引起的左心衰竭。此外,也可见于先天性心脏病,如动脉导管未闭和室间隔缺损等。左心房位于心脏的后上方,其后方紧贴食管,左、右支气管骑跨于其上。左心房由体部和心耳部组成,左心耳向前绕,出现在心脏左缘。左心房增大主要发生在体部。

主要 X 线表现:① 食管向后受压移位;② 心右缘双弧影,心底部双心房影;③ 心左缘可见左心耳突出(第 3 弓);④ 左主支气管受压抬高(图 3-3-6、图 3-3-7)。

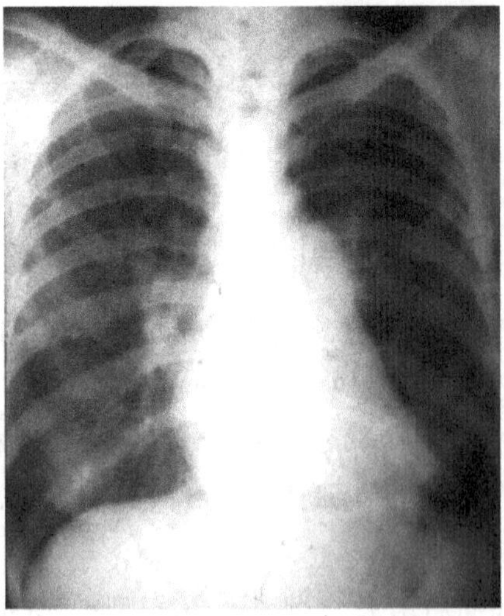

图 3-3-6　左心房增大,左心耳突出

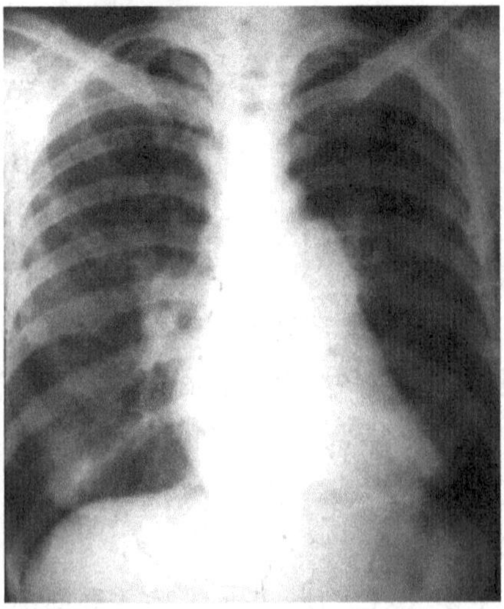

图 3-3-7　左心房增大(斜位)

4. 右心房增大

右心房增大可见于右心衰竭、房间隔缺损、三尖瓣病变和心房黏液瘤等。右心房位于心脏的右缘，居中偏后。右心房分为体部和心耳部。正位上，体部几乎组成了全部右心缘；右前斜位上，体部在左心房段的下方，组成一小段心后缘；左前斜位上，右心房段实际上是心耳边缘的投影，组成心前缘的上段，即升主动脉与右心室间的斜坡。

主要 X 线表现：① 左前斜位，右心房段延长超过心前缘长度一半以上；② 后前位，心右缘向右扩展、膨隆，最突出点位置较高。

5. 心脏普遍增大

在大多数心脏病变中，最后均能导致多个心腔增大，即心脏的普遍性增大。但由于导致心脏普遍性增大的病因不同，心脏增大的程度也不一致。负担最大或损害严重的心腔增大比较显著，整个心影仍然可以反映出个别房室增大的征象，从而能判断属于哪种心脏病变。心脏普遍增大的 X 线表现为心影向两侧增宽，心脏横径加大。斜位或侧位上，心前和心后间隙均缩小，服钡剂后可见食管呈普遍性受压并向后移位。

二、心力衰竭

心力衰竭是指心肌收缩能力减弱，心脏之排血功能发生障碍，不能排出正常回流的血液，从而引起体循环或（和）肺循环的血液淤积。根据临床症状可分为左心、右心和全心衰竭。左心衰竭最常见，亦最重要。绝大多数的充血性心力衰竭均以左心衰竭开始。右心衰竭多继发于左室衰竭，较少单独出现，后者可见于肺动脉瓣狭窄、房间隔缺损等。

1. 左心衰竭

主要 X 线表现：① 肺瘀血，上肺静脉扩张；② 间质性肺水肿或肺泡性肺水肿；③ 胸膜水肿和胸腔积液；④ 左心室、左心房增大（图 3-3-8）。

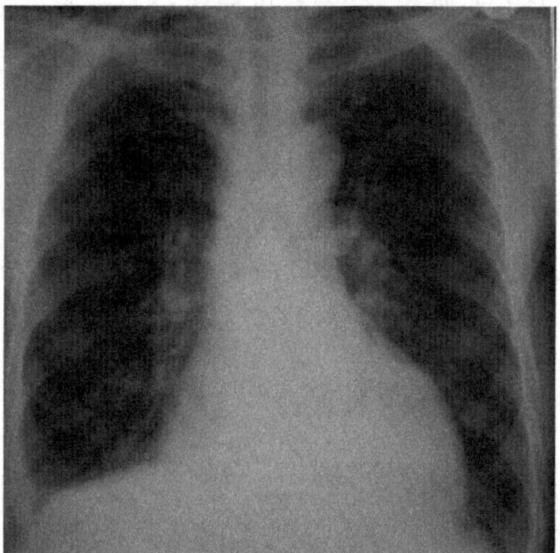

图 3-3-8 左心衰竭

2. 右心衰竭

主要X线表现:① 右心室、右心房增大;② 上腔静脉扩张,右上纵隔阴影增宽,外缘较平直,自右心缘向上延伸到锁骨下缘;③ 胸腔积液比较多见,可以是单侧或双侧,胸腔积液量可达到中等量程度;④ 有时可见右侧膈肌抬高,这是由于右心衰竭时,腹水和肝肿大所致。右心衰竭的X线表现出现较晚,经常能遇到中心静脉压已有较明显升高,而X线尚无衰竭的征象(图3-3-9)。

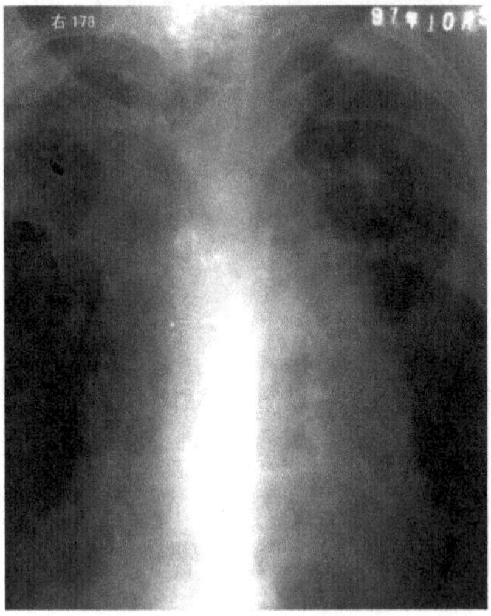

图3-3-9 右心衰竭

3. 全心衰竭

无论是左心衰竭还是右心衰竭,最后都可导致全心衰竭。全心衰竭表现为心脏普遍增大,但各心腔和轮廓还能见到,心脏搏动减弱,主动脉搏动亦可减弱。肺血情况与两侧心脏功能有关,当左心衰竭严重时,可有明显的肺瘀血和间质性肺水肿表现;相反,当右心衰竭较严重时,则肺内充血改变不明显。另外,全心衰竭可见上腔静脉扩张。

在鉴别全心衰竭和心包积液时,常有困难,二者心脏均呈普大型。大量心包积液时,各房室的弧影消失,心脏呈烧瓶状,搏动减弱甚至消失,但主动脉搏动一般仍正常或仅稍减弱。

三、胸部血管基本病变影像表现

(一) 肺充血

肺充血是指肺动脉内血流量增多。多见于由左向右分流和双向分流的畸形,如房间隔缺损、室间隔缺损、动脉导管未闭等。

X线表现:① 两侧肺门阴影增大,肺血管纹理增粗、增多;② 右下肺动脉干扩张(成人超过1.5 cm),透视下有时可见扩张性搏动,即肺门舞蹈;③ 肺动脉段凸出,搏动增强；④ 肺野透明度正常，同时肺瘀血有明显不同(图 3-3-10)。

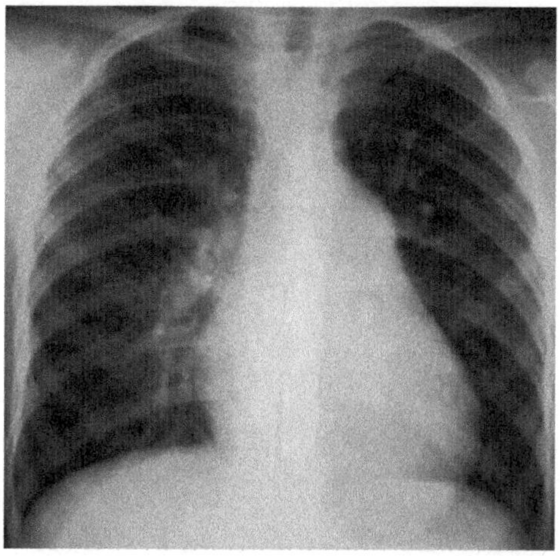

图 3-3-10　肺充血

(二) 肺缺血

肺血减少是指血流量减少，由右心排血受阻引起。X 线表现为肺门血管变细，肺门影缩小，右下肺动脉变细，肺纹理普遍细小、稀疏，外带肺纹理可消失不见。主要见于肺动脉狭窄、右房室瓣狭窄和其他右心排血受阻的先天性心脏病(图 3-3-11)。

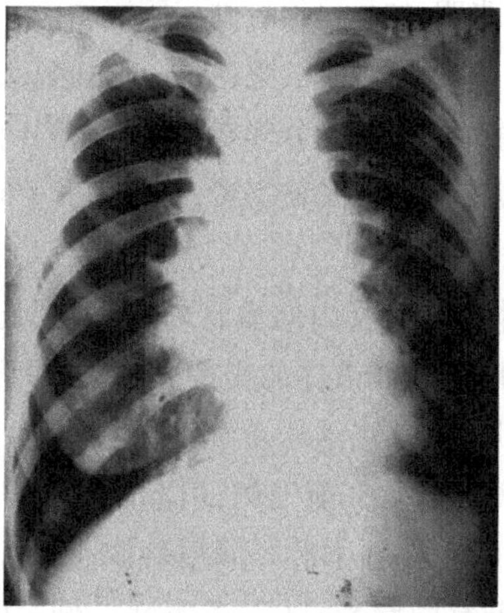

图 3-3-11　肺缺血

(三) 肺瘀血

肺瘀血是由于肺静脉血液回流受阻所致，常见于二尖瓣狭窄、左心功能衰竭、缩窄性心包炎等。

X 线表现：① 上肺静脉扩张，表现为自两侧肺门部起始向上走行的血管影，似鹿角状。② 肺纹理普遍增多、增粗，边缘模糊，以两肺中下野较明显。③ 肺门阴影增大，较模糊。④ 肺野透亮度减低，如同薄纱遮盖（图 3-3-12）。

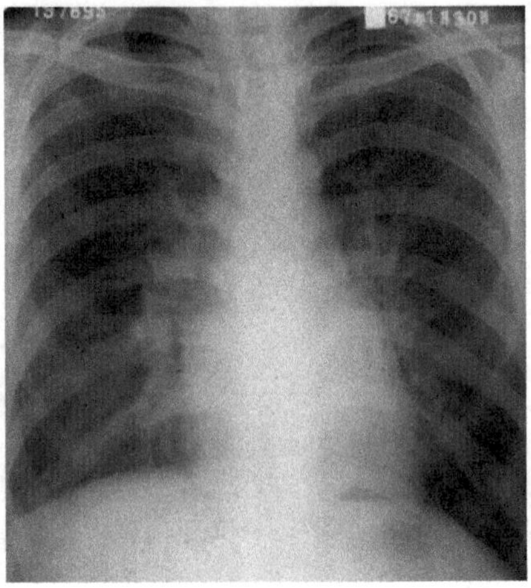

图 3-3-12　肺瘀血

肺瘀血的最早表现为肺静脉扩张。正常肺静脉分上、下 2 组，行走方向与肺动脉并不一致。上组肺静脉走向较陡直，下组则几乎呈水平方向进入两侧心缘内。正常时，上组肺静脉应比下组肺静脉略细。通常在平片上除右侧下组肺静脉可能见到外，其余各支一般都不能显示。肺瘀血时，上组肺静脉可有明显扩张，呈 1～2 条长而宽的血管影，从肺野的上外方引向肺门。肺静脉扩张明显时，可伴有肺门阴影增大，主要是由上叶肺静脉扩张引起，其结构不清楚，呈模糊的一片，透视下缺乏搏动。瘀血显著时，肺内小静脉扩张。表现为肺野中、外带细小纹理明显增多、粗乱，并伴有斑点状阴影（代表扩张的小静脉），肺野的透亮度减低，以两肺中下野明显。长期肺瘀血者，肺内可产生间质纤维化。

（四）肺水肿

肺水肿是指过多的液体从肺血管内向血管外转移，引起间质和肺泡腔内的液体含量增多。正常时，肺血管与肺间质间液体的交换处于动态平衡状态，这取决于毛细血管壁的通透性、毛细血管静水压、胶体渗透压及淋巴管的功能。这些因素发生异常可使毛细血管与组织间隙之间的液体交换平衡失调，引起肺水肿。间质性肺水肿是病变的早期阶段，病变进一步发展为肺泡性肺水肿。间质性肺水肿：X 线表现为肺门阴影模糊、增大，肺纹理模糊，中下肺野有网状影，肺野透明度减低。肋膈角区常见 Kerley B 线。肺泡性肺水肿：常与间质性肺水肿并存，X 线表现为一侧或两侧肺野内片状模糊阴影，以内、中带为多见。典型表现呈蝶翼状。见于尿毒症和心脏病伴有左心衰竭者。

肺水肿分心源性和非心源性肺水肿。心源性肺水肿由左心功能不全所致。非心源性肺水肿主要包括：① 由毛细血管通透性增加而引起的，以急性呼吸窘迫综合征为最常见。② 由毛细血管内静水压升高引起，主要为肾性肺水肿和静脉输液过量等。③ 由血浆胶体渗透压降低引起，见于严重的低蛋白血症。④ 其他原因的肺水肿，如复张后肺水肿、高原性肺水肿和神经性肺水肿等。各种原因引起的淋巴管阻塞也可导致肺水肿。

心源性肺水肿见于左心功能不全，主要原因为急性心肌梗死、心肌病和心肌炎等，其他原因包括左心瓣膜病变、左心房黏液瘤、肺静脉闭塞性疾病和硬化性纵隔炎等。

主要症状为呼吸困难。肺泡性肺水肿表现为呼吸困难加重、端坐呼吸、严重咳嗽及大量粉红色泡沫样痰。主要体征为强迫体位、呼吸深快。间质性肺水肿期听诊时双肺底有湿性啰音或哮鸣音，肺泡性肺水肿期两肺有广泛水泡音。心源性肺水肿的发病过程首先为肺静脉高压，使微血管压力增高，血管内液体渗入肺间质内。渗出率取决于血管、间质组织及淋巴管的液体静压和渗透压。水肿液聚集在肺间质内称为间质性肺水肿，主要病理改变为肺的间质结构增宽、瘀血、淋巴管水肿、肺泡腔变小并有部分实变；水肿液聚集在终末气腔内称为肺泡性肺水肿，即肺泡腔及呼吸性支气管内有过多的液体。间质性和肺泡性肺水肿往往同时存在，在疾病的一定阶段以某一种改变为主。

（1）X 线表现

① 间质性肺水肿（图 3-3-13） a. 两上肺静脉分支增粗：上肺血管直径≥下肺血管直径；肺动脉/支气管比率增大，为最早期的胸片表现，由肺静脉高压所致。b. 间隔线影：以 Kerley B 线常见，为不超过 2 cm 的短线影，通常位于两下肺野外带，与胸膜相连并垂直。B 线是小叶间隔因水肿而增厚的表现。c. 肺门和肺纹理模糊：因支气管血管壁和周围结缔组织鞘内水肿，而使肺血管失去锐利的边缘。d. 支气管袖口征：肺水肿时支气管壁和周围结缔组织内有液体积存，使支气管环形壁影的厚度增加，称为袖口征。常见于上叶前段支气管，有时也见于上叶后段和下叶背段支气管。e. 胸膜下水肿：胸膜下水肿使叶间裂增厚。

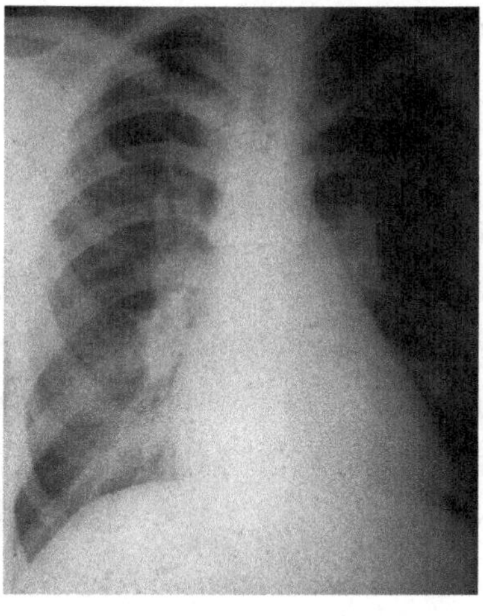

图 3-3-13 间质性肺水肿

② 肺泡性肺水肿（图 3-3-14） a. 弥漫性片状影：为斑片或大片状磨玻璃样密度及实变影。大片融合影可累及多个肺段，可见空气支气管征。b. 阴影的分布：多数病变

常见于肺野的中内带或基底部，蝶翼征是中心分布的典型表现，为对称性双侧肺门周围的大片状影；少数病例为弥漫性分布，广泛位于肺野的内、中、外带。偶为单侧或两肺不对称分布。c. 阴影的动态变化：病变动态变化较快，在1～2天内即有显著变化。d. 胸腔积液：严重的肺水肿经常伴有少量胸腔积液，多为双侧性，其中右侧较多。e. 心影增大。

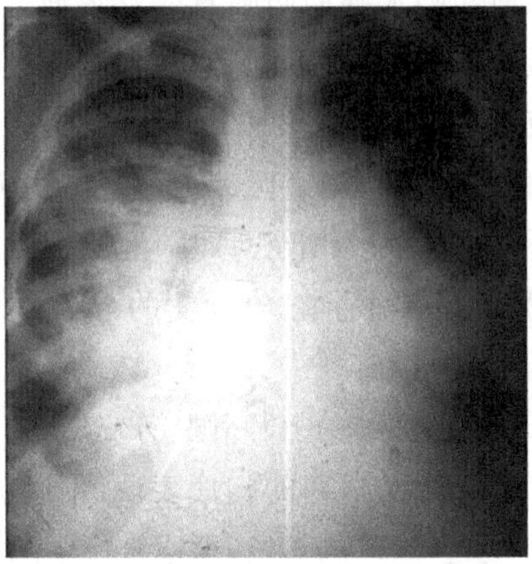

图 3-3-14　肺泡性肺水肿

（2）CT表现

可见小叶间隔均匀增厚，支气管血管束增粗，磨玻璃样密度影和（或）气腔实变影。

① 间质性肺水肿　小叶间隔增厚，边缘光滑。肺门及肺血管分支增粗、模糊。多数病例病变以中内肺野较重，上叶肺血管增粗比下叶明显。

② 肺泡性肺水肿　表现磨玻璃样密度和实变影像。病变在中带及背部多见，少数病例于外带有较多病变（图 3-3-15）。

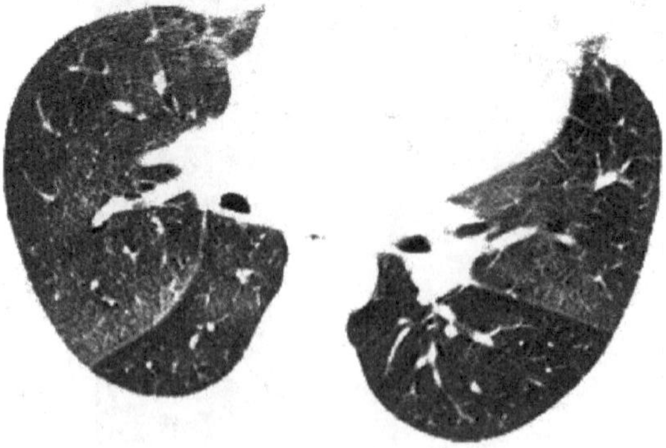

图 3-3-15　肺泡性肺水肿

（3）诊断与鉴别诊断

心源性肺水肿多见于左心功能不全的患者，根据典型影像表现如 Berley B、蝶翼状影，一般不难诊断。肺水肿需与肺炎鉴别，弥漫分布的片状影也见于病毒性肺炎或支原体肺炎，肺炎患者有发热等肺部感染的症状和体征，心脏大小正常。肺水肿病变发生迅速，动态变化快，无肺炎的临床表现。

（五）肺动脉高压

正常肺动脉主干血压为2.00～4.00 kPa，平均压在2.67 kPa以下，当肺动脉收缩压高于4.00 kPa、平均压高于2.67 kPa，即可视为肺动脉高压。按其程度可分为轻、中、重三度：① 轻度，肺动脉平均压为2.80～4.00 kPa；② 中度，肺动脉平均压为4.13～6.67 kPa；③ 重度，肺动脉平均压在6.67 kPa以上。

主要X线表现（图3-3-16）：① 肺动脉段膨隆；② 肺动脉大分支增粗，常以测量的右下肺动脉的横径为标准，如超过15 mm，则有肺动脉高压存在；③ 肺野血管细小，它与肺门部增粗的肺动脉大分支有骤然粗细不同的鲜明对比，又可称肺门截断现象；④ 右心室增大。

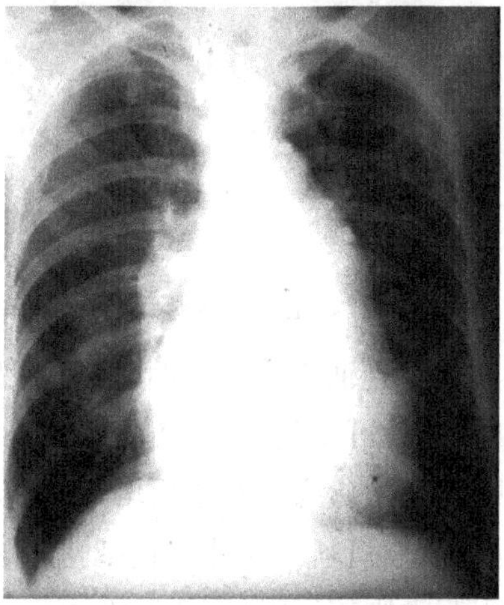

图3-3-16　肺动脉高压

（六）主动脉改变

主动脉的大小、形态、位置和搏动的强弱等方面的变化，不仅可由主动脉本身病变所引起，而且常能反映出心脏病变的性质，所以详细地观察及分析主动脉的改变，往往可有助于心脏病的诊断。

X线检查是显示胸主动脉形态、宽度和走行方向确切而简便的方法。以后前位结合左前斜位或左侧位进行观察。

1. 主动脉增宽、伸长和迂曲

当主动脉腔内压力增高，血流量增大和血管壁弹性降低时，主动脉必然伸长而迂曲。开始时，主动脉尚为功能性扩张，久之管壁弹性降低，管壁硬化，出现器质性改变，从而引起管腔扩大。如冠心病和梅毒性心脏病，由于管壁的器质性改变而造成主动脉管腔增粗。主动脉炎可使整个主动脉管腔都增大。主动脉瓣狭窄可见升主动脉局限性凸出，是由狭窄后扩张所致。主动脉发育上的异常，可出现异常增宽的主动脉，如法洛四联症和永存动脉干等。以后前位结合左前斜位进行观察，X线表现如下：

（1）后前位，可见升主动脉向右凸出，主动脉结向上延伸可达胸锁关节平面，向左凸出于肺野。食管充钡时，主动脉弓压迹大而深。降主动脉可呈弓状或S状弯曲，由胸椎左前方向外移位进入脊柱旁沟，其投影向左肺野膨出形成一较大的弧度，能透过心脏而显影。主动脉弯曲显著时，心腰可隐于主动脉影内（图3-3-17）。

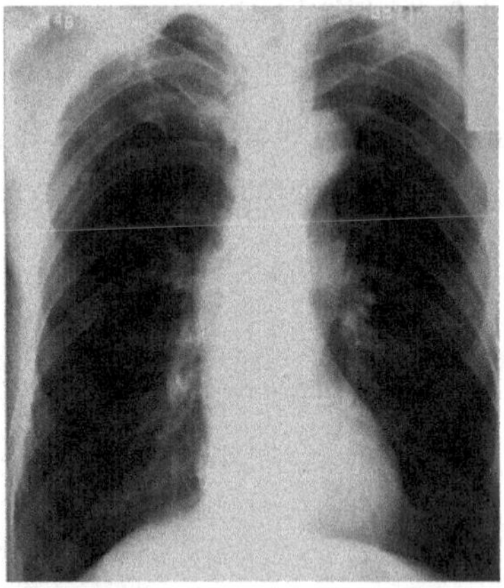

图3-3-17　主动脉伸长迂曲正位

（2）左前斜位，主动脉伸长和迂曲表现得最明显，可见主动脉弓部延长形成宽广的弧影，使主动脉窗加大。同时，食管可受其牵拉，随屈曲延长的降主动脉向左后方移位，类似于左心房增大的压迹改变，切勿认为是左心房增大。左心房增大时，压迹之前密度高，而主动脉伸长时，食管前方反而清晰。此外，因主动脉牵拉所致的食管弯曲，其弧度往往较大，而左心房增大所引起者则较局限（图3-3-18）。

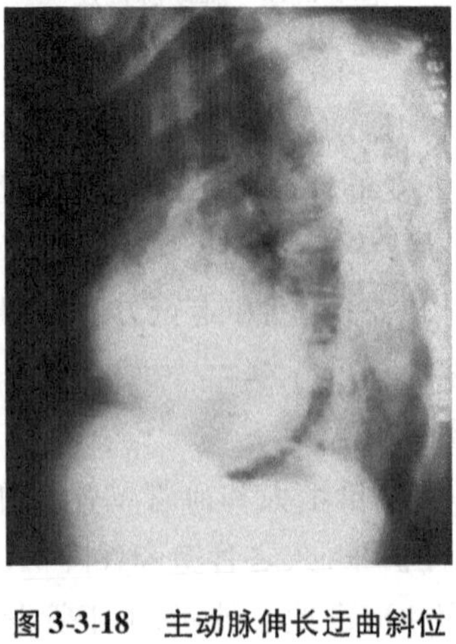

图3-3-18　主动脉伸长迂曲斜位

2. 主动脉细小

主动脉腔内压力低下或血流减少时可以导致管径缩小。在正位片上，显示纵隔大血管阴影狭小；主动脉位置低下，有时不易辨认；食管的压迹浅而小；降主动脉影隐入脊柱及心影内。左前斜位上主动脉各部都显示不清，主动脉窗小而不清楚，常见于二尖瓣狭窄和房间隔缺损等。

3. 主动脉位置异常

主动脉位置异常由先天性发育畸形引起，如主动脉结和降主动脉位于右侧。此外，胸壁、脊柱和胸腔内结构的畸形或病变也可造成其位置的改变。

4. 搏动改变

主动脉的搏动除受其本身的管壁弹性因素影响外，还受心脏搏动和管腔压力变化等因素的影响。主动脉搏动增强，在透视时可见到搏动幅度增大，以主动脉结处较易观察，如主动脉瓣关闭不全和高血压等。主动脉瓣狭窄时，升主动脉搏动增强。

（七）心包积液

心包积液容易诊断，但病因很难确定，有结核性、化脓性、病毒性、风湿性和转移性等。积液性质有血、脓和纤维蛋白等。积液先在后下陷窝（心包腔最低部位），然后向两侧及前后部聚积。少量或慢性积液时临床可无症状，大量或急性者可压迫心脏出现填塞症状，临床上有发热、疲乏、心前区疼痛和心包填塞症状，如面色苍白、发绀、上腹胀痛、端坐呼吸等。体征有心界扩大、搏动减弱、心音遥远、心包摩擦音、颈静脉怒张、脉压低、奇脉、肝大和腹水等。

1. X线表现

平片上，心包积液在30 mL以下者，心影大小和形态可无明显改变。中等量以上积液，积液从心包腔最下部分向两侧扩展，见心影普遍增大，正常弧度消失，呈烧瓶状至球状；上纵隔影变短、变宽，心尖搏动减弱或消失，主动脉搏动正常，肺纹理正常或减少，左心衰时出现肺瘀血（图3-3-19）。

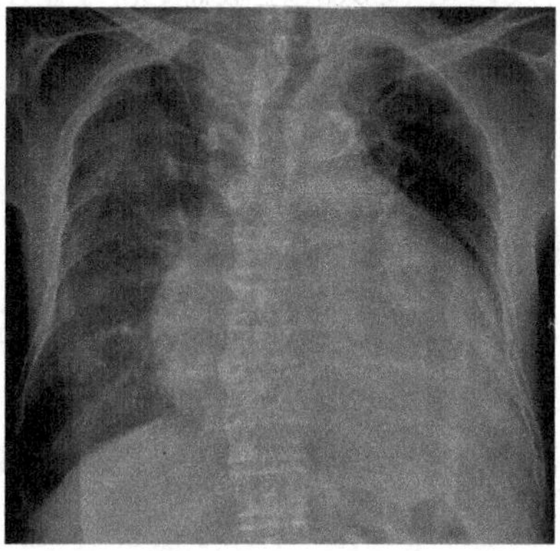

图3-3-19 心包积液

2．CT 表现

心包厚度增加（>4 mm），密度随积液的性质而异，多数为水样密度，亦可为出血样的高密度（图 3-3-20）。增强扫描时，积液密度无变化，但壁层心包有强化，使心包内积液显示更清楚。因为扫描时是仰卧位，少量的心包积液常集聚于左心室和右心房的后外侧，大量积液则形成包绕心脏的异常密度带。一般将心包积液分为三度：① Ⅰ度少量积液，积液量 <100 mL，舒张期心包脏壁层间距 5～15 mm；② Ⅱ度为中量积液，积液量 100～500 mL，心包脏壁层间距为 15～25 mm；③ Ⅲ度大量积液，积液量 >500 mL，心包脏壁层间距 >25 mm。局部粘连而引起包裹性积液的好发部位在右前外侧和背侧。

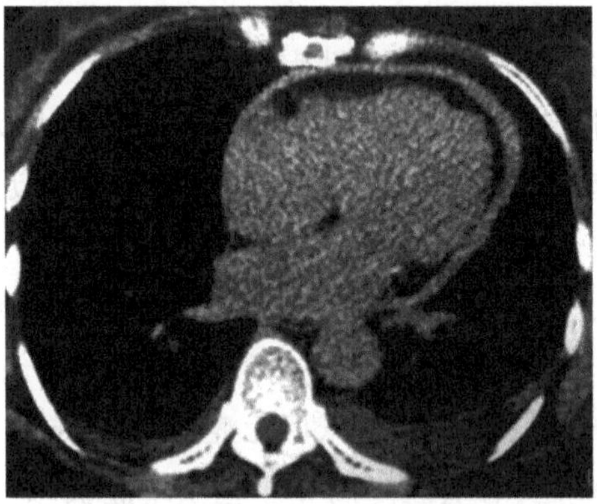

图 3-3-20　心包增厚积液

3．MRI 表现

根据积液的性质不同，心包积液的信号强度有所不同。在 T_1WI 上浆液性心包积液呈均匀低信号，炎性渗出液且蛋白含量高者则呈不均匀中高信号，血性积液者呈高信号，肿瘤所致积液呈不均匀的混杂信号，其内可见中等信号的结节影。在 T_2WI 上积液多呈均匀高信号。对液体显示敏感的序列，可清晰显示心包积液。因此，MRI 对积液具有一定的定性能力。MRI 对发现心包积液较敏感，常可显示局限性积液。因受心脏搏动性的影响，心包内液体有流动，因此信号可不均匀一致。少量的心包积液与心包增厚，两者的 MRI 信号有时较难区分。

4．诊断与鉴别诊断

心包积液的临床表现典型，影像学检查常具有特征，通常不难诊断。主要诊断依据为 X 线平片显示心影增大，呈烧瓶状，上纵隔影变短；超声检查呈无回声并可进行定量诊断；CT 检查不仅可以确定诊断和进行定量分析，还有助于评估纵隔结构的改变；MRI 检查依据形态和信号强度，不仅可以确定诊断，还可以对积液的性质进行评估。

（八）缩窄性心包炎

心包积液吸收不彻底，可引起心包肥厚、粘连，并可逐渐发展成缩窄性心包炎，导致心脏活动受限，进而产生功能异常。右心室受压，舒张受限，静脉血回流到右心室受阻，引起颈静脉与上腔静脉扩张、肝大、腹水和水肿等。左心室受压，舒张受限，在舒张期进入左心室的血少，排出量也少，使脉压变小。当二尖瓣口被纤维包绕时，可引起肺循环淤滞、左心房增大，出现症状如心悸、气短、咳嗽等。当发生右心衰时可有颈静脉怒张、腹胀、肝大和腹水等。

1. X 线表现

平片检查，半数病例心影大小正常，半数轻度至中度增大。上纵隔影增宽。由于心包增厚、粘连，心影边缘不规则、变直，各弓分界不清，心底部横径增宽，心影可呈三角形、多边形，心脏和大血管搏动与心包增厚的部位和程度有关，增厚明显部位搏动减弱。部分患者心影边缘部分可见内浓外淡的阴影，其内侧为心房、室影，外侧为心包下脂肪与增厚的心包膜组合影。部分患者有心包钙化，呈蛋壳状、弧线状或珊瑚状，常在房室沟、右心房及右心室表面。肺血改变视舒张充盈受限部位而定，左侧为主者出现左心房增大和肺静脉高压征象，右侧为主者肺血正常或减少。胸膜也可增厚、粘连。

2. CT 表现

最主要的征象是心包增厚，厚度大于 4 mm。可呈弥漫性，但各部分增厚的程度不均匀，亦可为局限性增厚，心包脏壁层分界不清，呈软组织密度，钙化处为高密度(图 3-3-21)。体静脉压力升高，可见上、下腔静脉扩张，肝大及胸、腹腔积液。增厚扫描可见扩张的左、右心房，而左、右心室则呈管状，室间隔僵直。

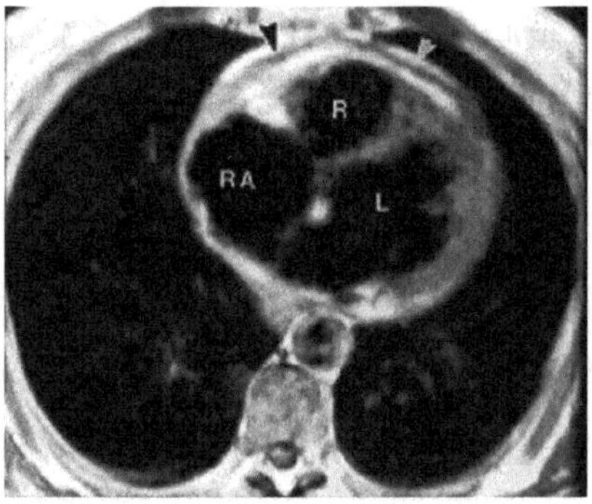

(a) CT扫描横断位四腔心

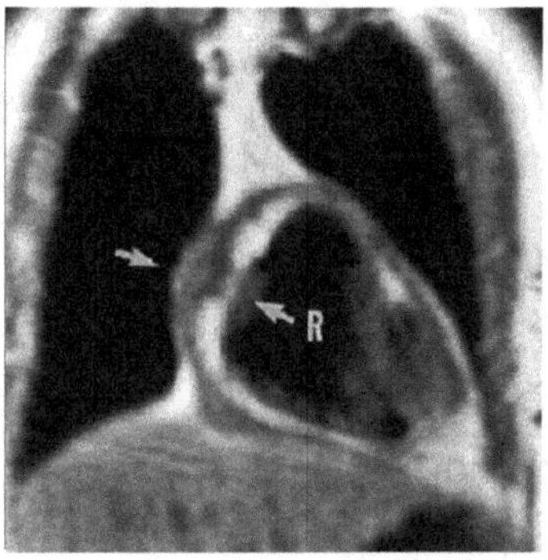

(b) CT扫描冠状位重建

图 3-3-21　缩窄性心包炎

3. MRI 表现

心包不规则增厚，SE 序列 T_1WI 多数呈中等信号，可见斑块状极低信号影(心包钙化)。左右心室腔缩小，心室缘及室间隔僵直并有轻度变形。此外还可见下腔静脉和肝静脉扩张。GRE 序列电影 MRI 示心室壁运动幅度降低，特别于心舒张期可见变化幅度降低(舒张功能受限)。MRI 是鉴别缩窄性心包炎和限制性心肌病的最佳影像学诊断方法。

4. 诊断与鉴别诊断

缩窄性心包炎的临床诊断较典型。X 线片见心脏外形不整,后期有明显钙化影并包绕心影;CT 可见心包增厚,钙化及上、下腔静脉情况,均可明确诊断;MRI 对本病与限制性心肌病的鉴别最有价值。

(辛立旭　胡蓓蓓)

任务 4　获得性心脏病

一、风湿性心脏病

风湿性心脏病简称风心病,是常见的一种急性或慢性的全身性胶原组织的炎症,主要累及心脏和关节,引起风湿性心内膜炎(rheumatic endocarditis)、风湿性心肌炎(rheumatic myocarditis)、风湿性心外膜炎(rheumatic pericarditis)和风湿性关节炎(rheumatoid arthritis)。风湿性心内膜炎主要侵犯心瓣膜,表现为二尖瓣、三尖瓣、主动脉瓣中有一个或几个瓣膜狭窄和(或)关闭不全,其中二尖瓣最常受累,其次为二尖瓣和主动脉瓣同时受累,三尖瓣和肺动脉瓣极少受累。患病初期常常无明显症状,后期则表现为心慌气短、乏力、咳嗽、肢体水肿、咳粉红色泡沫痰,直至心力衰竭而死亡。本病多发于冬春季节,寒冷、潮湿和拥挤的环境下,初发年龄多在 5 ~ 15 岁,复发多在初发后的三到五年内。

(一) 二尖瓣狭窄

二尖瓣狭窄(mitral stenosis)绝大多数是风湿热的后遗症,极少数为先天性狭窄或老年性二尖瓣环或环下钙化。约 40% 风湿性心脏病(风心病)患者为单纯性二尖瓣狭窄。二尖瓣狭窄患者中,女性占 2/3。

1. 病因

据临床、流行病学及免疫学的研究表明,A 组溶血性链球菌感染与风湿病有关,此与机体的变态反应有关。风湿性心内膜炎引起后遗症,使二尖瓣产生狭窄。

2. 病理

正常二尖瓣开口面积为 4 ~ 6 cm^2,反复风湿性瓣膜炎症易使二尖瓣被侵犯,引起瓣膜的交界线及基底膜水肿,炎症及赘生物形成,逐渐纤维化、粘连、肥厚,使瓣口狭窄,瓣口边缘萎缩或钙化。狭窄可分为轻度、中度及重度,中度及重度时可出现明显的血流动力学改变。

3. 血流动力学改变

心脏舒张期，左心房血液流入左心室受阻，引起左心房血液淤积，左心房压力增高，继而左心房发生肥大及扩张。肺静脉及肺毛细血管压力随之增高，产生肺瘀血，最后导致右心室肥大、扩张和右心室衰竭。

4. 临床表现

本病好发于女性，狭窄口面积如大于正常的一半时，患者通常无明显临床症状，瓣口面积若小于1.5 cm^2，患者可出现明显症状。最早出现的症状为夜间阵发性呼吸困难，严重时端坐呼吸；极重者可产生肺水肿、咳嗽、咳粉红色泡沫样痰，多在睡眠或活动后加重，可伴有咳痰、痰中带血、咯血。随着病情进展，出现下肢浮肿，患者尿量减少时，呼吸困难可减轻。患者严重时呈现二尖瓣面容，口唇轻度紫绀。心脏听诊：心尖部可闻及舒张中、晚期隆隆样杂音，呈递增性，以左侧卧位，呼吸末及活动后杂音更明显。

5. X线表现

（1）正位片：主要征象为左心房及右心室的增大，心脏基底部增宽，右心缘可见“双弧影”。左心缘呈直线，肺动脉段突出，肺门部肺动脉干增粗，肺静脉增大，肺瘀血。因肺动脉压增高，使肺淋巴液淤滞，可见于双肺肋膈部自胸壁向内横行的 Kerley B 线。左心室及主动脉弓的影像萎缩，左心室及主动脉弓并无增大为二尖瓣狭窄的 X 线特征。肺瘀血时见肺动脉弓突出，肺门影增大，左心腰消失，右心缘扩大形成典型的二尖瓣型心脏的 X 线征（图 3-4-1）。

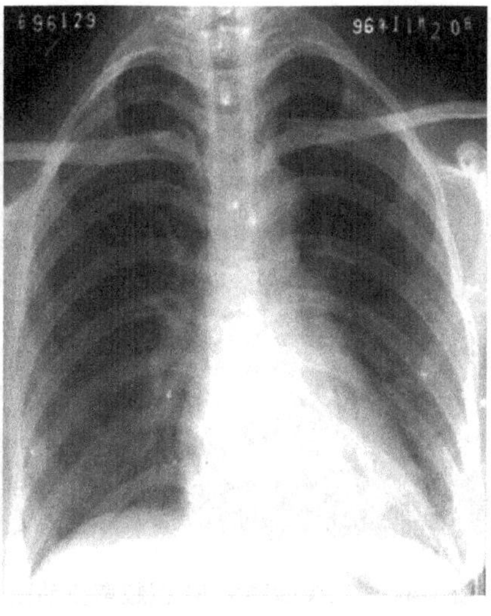

图 3-4-1　二尖瓣狭窄正位

（2）右前斜位：可见左心房扩张，食管钡剂造影可见食管左心房压迹变深且向后移位（图 3-4-2）。

（3）侧位片：显示心脏后间隙缩小，右心室扩大。

（4）心血管造影：单纯的二尖瓣狭窄时，可见左心房的密度增高，造影剂排空时间延长（3～4 s或更长），左心房和左心室的密度产生差别。

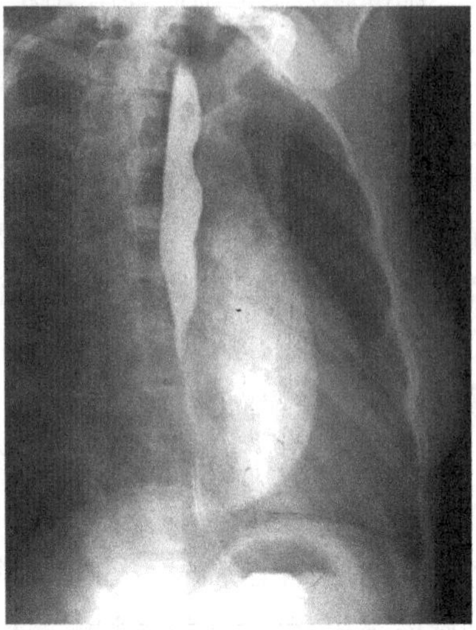

图3-4-2　二尖瓣狭窄右前斜位

6. 超声心动图表现

（1）M型超声心动图：主要表现为前后叶开放幅度降低，后叶与前叶同向运动及EF斜率减小，前叶E、A两峰间的点*F*凹陷消失，呈平台状曲线，即城墙样改变（图3-4-3）。

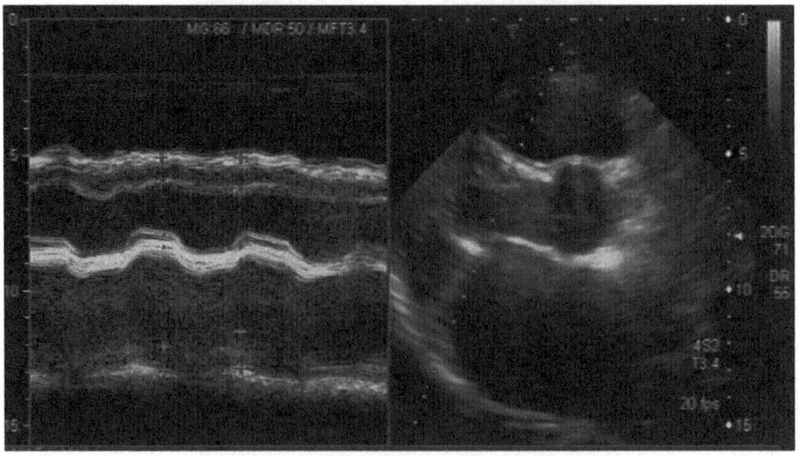

图3-4-3　二尖瓣狭窄M型超声心动图

（2）二维超声心动图：左心室长轴切面二尖瓣瓣叶增厚，回声增强，瓣口狭窄而致开放受限。二尖瓣短轴切面舒张期瓣口面积缩小，呈鱼口样改变。病变严重者，常致腱索及乳头肌等瓣下结构明显增厚、钙化，此时瓣叶活动僵硬。左心房扩大，病程晚期，可出现不同程度肺静脉扩张及右室扩大，部分患者可并发左心房（多附着于左心耳或左心房后侧壁)血栓(图3-4-4)。

(3)彩色及频谱多普勒:彩色多普勒显示舒张期经二尖瓣口的血流呈五彩镶嵌,似喷泉状,二尖瓣口左心房侧可见血流加速形成的半圆形血流会聚区。频谱多普勒显示二尖瓣口舒张期血流速度增快,E峰下降速率明显减慢,且与狭窄程度相关(图3-4-4)。

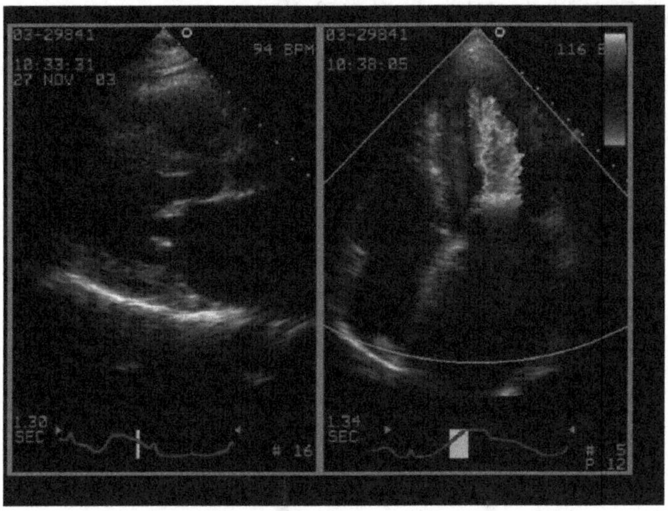

图3-4-4　二尖瓣狭窄二维超声心动图及CDFI图

(二)二尖瓣关闭不全

二尖瓣关闭不全(mitral insufficiency)多与二尖瓣狭窄并存,是由于二尖瓣装置解剖结构或功能的异常,导致收缩期血流迅速或缓慢地自左心室反流入左心房。

1. 病因

二尖瓣关闭不全的病因繁多,其中以风湿性瓣膜病变最常见,其他常见病因有二尖瓣脱垂、腱索断裂、乳头肌功能不全或断裂、二尖瓣赘生物或穿孔、二尖瓣瓣环钙化等。

2. 病理

可见二尖瓣瓣膜、乳头肌和腱索的缩短,纤维粘连,使瓣膜不能正常闭合。

3. 血流动力学改变

左心室收缩时,大部分血液进入主动脉,然而由于二尖瓣关闭不全,可有部分血液反流至左心房。左心室舒张时,自左心房流入左心室的血量增多,导致左心室容量增加,左心室压力升高,久之导致左心室容量负荷过重,左心室功能减退,心排出量降低,最终引起左心衰。因肺的大量瘀血及肺动脉压的增高,亦可引起右心室的肥大和右心衰竭。

4. 临床表现

多数慢性轻度、中度二尖瓣关闭不全的患者可长期无症状。重度二尖瓣关闭不全的患者常感到疲乏无力(心排血量降低所致)或剧烈活动时心悸、呼吸困难、气急、咳嗽,病变后期可有肺水肿、咯血和右心衰的症状。二尖瓣关闭不全常比二尖瓣狭窄出现症状晚且轻，但并发有二尖瓣狭窄时，症状常出现得早且重。

5. X线表现

（1）正位片：轻度二尖瓣关闭不全时，左心房和左心室可有不同程度增大，心右缘可见双房影（图3-4-5）。重度二尖瓣关闭不全时，左心房和左心室明显增大，常伴有右心室增大，肺动脉段突出，出现肺瘀血、肺静脉高压。

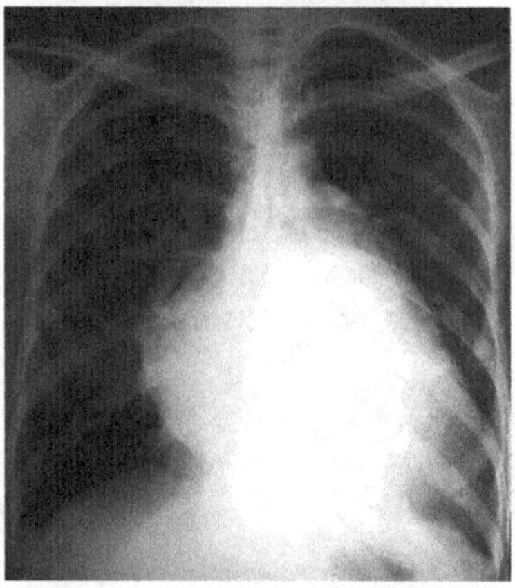

图3-4-5　二尖瓣关闭不全正位

（2）左前斜位：左心房与左心室增大，左侧主支气管上移，心后间隙缩小。重度二尖瓣关闭不全者右心室增大，心前间隙缩小（图3-4-6）。

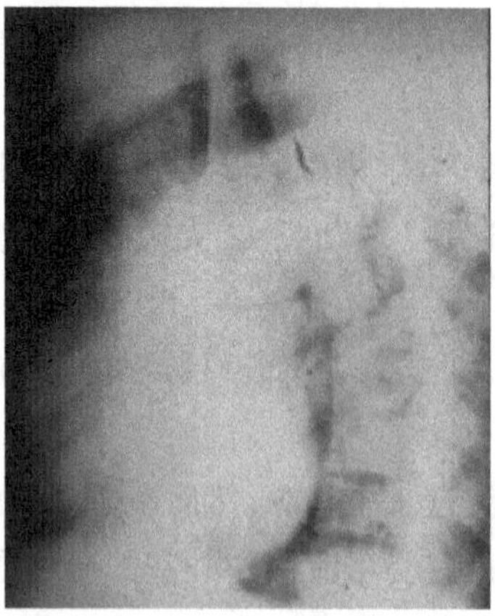

图3-4-6　二尖瓣关闭不全左前斜位

（3）右前斜位：见左心房及右心房向后扩大，食管钡餐检查见左心房压迹加深，左心室亦向前下扩大。

（4）心血管造影：应用左心室造影法，在左心室充盈的同时左心房亦显影，为逆流的造影剂所致。可根据造影剂充盈的情况和逆流的程度来判断二尖瓣关闭不全的程度，并以此作为手术治疗的参考。

6. 超声心动图表现

（1）二维超声心动图：二维图像特征与病因有关，风湿性二尖瓣关闭不全表现为瓣膜增厚，回声增强，心房、左心室增大，重度患者可有右心房、右心室增大。

（2）彩色多普勒：收缩期二尖瓣口左心房侧出现蓝色为主的五彩镶嵌血流。反流束是二尖瓣关闭不全的特征性表现，是诊断二尖瓣反流的最直接根据。二尖瓣前叶病变为主者，反流束为朝向左心房后壁的偏心血流束；后叶病变为主者，反流束偏向左心房前侧；两叶对合不良者，反流束朝向左心房中央（图 3-4-7）。

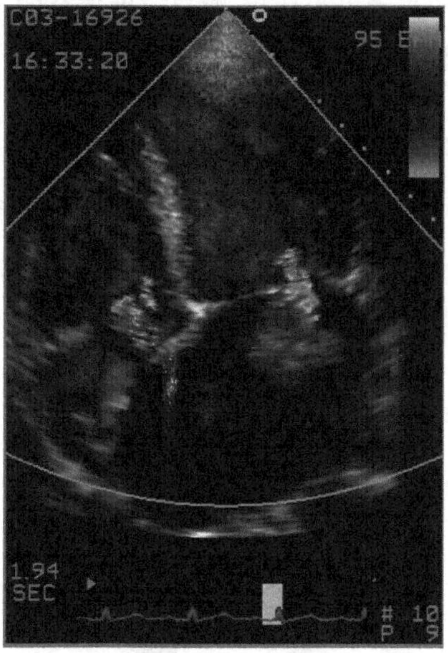

图 3-4-7　二尖瓣关闭不全 CDFI

（3）频谱多普勒：显示收缩期二尖瓣口左心房侧出现高速度、宽频带湍流。

（三）主动脉瓣狭窄

1. 病因

主动脉瓣狭窄（aortic valvular stenosis）可由先天性和后天性病因所致。后天性病因中，国内主要见于风湿性心脏病，发达国家最常见于主动脉瓣退行性病变，主动脉瓣纤维化、钙化。

2. 病理

主动脉瓣正常结构被破坏，瓣叶增厚卷缩，瓣叶交界部位粘连融合，瓣膜尖部相互融合、僵直，亦可产生钙化而引起主动脉瓣狭窄、左心室增大、心室壁肥厚。多合并有主动脉瓣关闭不全。

3. 血流动力学改变

主动脉瓣开口缩小，呈一较小的三角形或圆形开口，常伴有不同程度的关闭不全。正常主动脉瓣口面积2.5～3.5 cm^2，当瓣口面积减少1/2时，瓣口两端的压力差明显上升，左心室血流输出受阻，左心室收缩压代偿性升高，左心室扩大。主动脉狭窄后产生扩张，升主动脉向前右方凸出。左心室壁肥厚，左心室舒张功能受损，严重的心肌肥厚可使左心室舒张末压上升，从而导致左心房、肺静脉压力升高，引起肺瘀血。继而引起右心负荷加重，右心功能不全，最终导致全心衰。

4. 临床表现

代偿期的主动脉瓣狭窄患者可无症状，瓣口重度狭窄的患者大多有倦怠、呼吸困难（劳力性或阵发性）、心绞痛、眩晕或晕厥。

5. X线表现

心影正常或呈主动脉型，左心室不同程度增大，左心房可略有增大，升主动脉中段狭窄后有局限性的扩张。可有不同程度的肺静脉高压表现（图3-4-8、图3-4-9）。

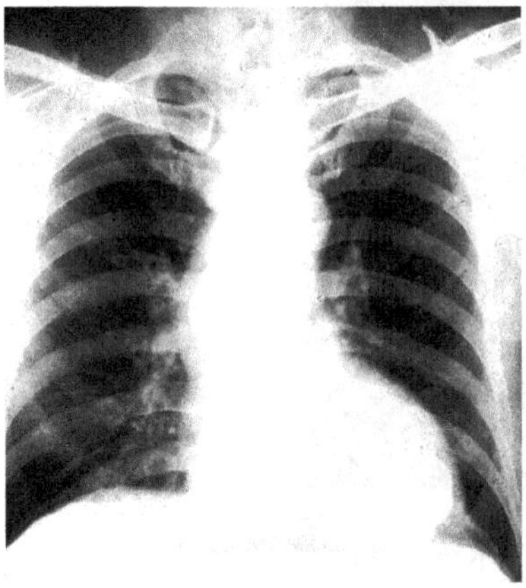

图3-4-8　主动脉瓣狭窄正位

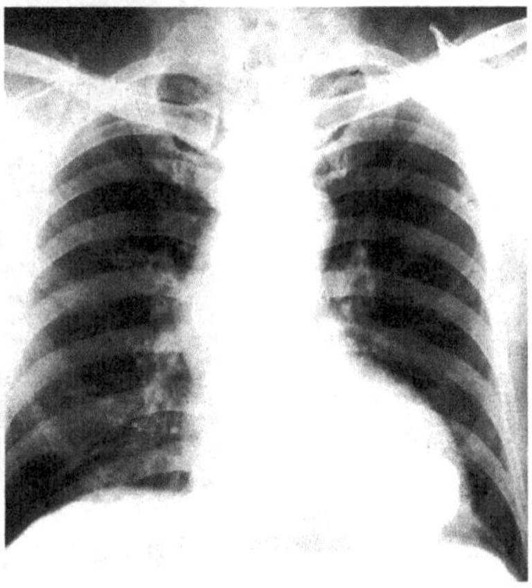

图3-4-9　主动脉瓣狭窄左前斜位

主动脉造影可见主动脉瓣活动障碍，狭窄后血流喷射而形成瓣上带状低密度压，瓣膜增厚，主动脉窦缩小。主动脉狭窄后扩张。

6. 超声心动图表现

（1）M型超声心动图：主动脉瓣M形曲线见主动脉瓣反射增强，开放幅度减小，主动脉瓣M形曲线主波低平，重搏波不明显。

（2）二维超声心动图：主动脉瓣叶不同程度增厚，回声增强，活动受限，开口间距减小。主动脉根部短轴切面见瓣叶交界处粘连，瓣口开放面积减小，主动脉根部内径增宽。病程长、狭窄严重者，升主动脉可呈囊状扩张。左心室壁向心性肥厚，厚度≥12 mm。病变早期左心室腔大小正常，左心室舒张期功能可降低，晚期左心室增大，失代偿期左心室收缩功能降低。

（3）彩色多普勒：显示主动脉瓣口收缩期出现五彩镶嵌的高速射流信号（图 3-4-10）。

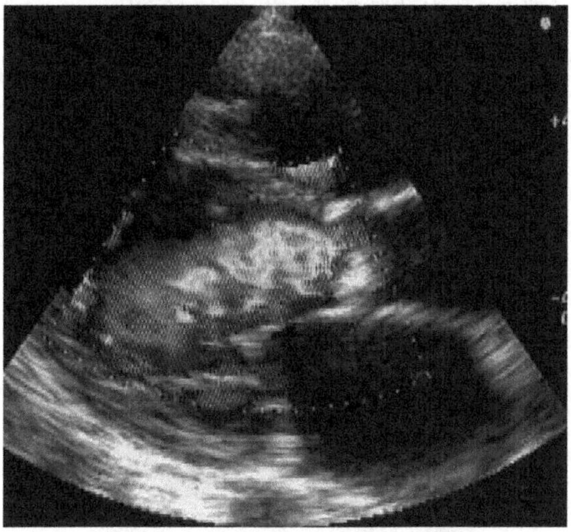

图 3-4-10　主动脉瓣狭窄

（4）频谱多普勒：连续多普勒于狭窄的主动脉瓣口记录到收缩期高速射流频谱，呈单峰形态，其上升支速度变缓，峰值后移，射血时间延长。狭窄程度越重，以上改变愈明显，流速越高。

（四）主动脉瓣关闭不全

1. 病因

主动脉瓣关闭不全（aortic insufficiency）可因主动脉瓣和瓣环，以及升主动脉根部的病变造成，男性患者多见，约占 75%；女性患者多同时伴有二尖瓣病变。慢性发病者中，由风湿热造成的瓣叶损害所引起者最多见，占全部主动脉瓣关闭不全患者的 2/3。在主动脉根部病变中，长期高血压导致的主动脉增宽、主动脉夹层、Marfan 综合征等是较常见病因。

2. 病理

主动脉瓣增厚，纤维化变形，瓣膜萎缩、粘连。左心室产生肥厚与扩张，升主动脉扩张及延长。

3. 血流动力学改变

主动脉关闭不全，心脏的舒张期时有主动脉血液向左心室回流，使左心室容量负荷增加，左心室舒张末期容积增加，导致左心室肥厚和增大。最后导致左心功能不全，其后发展为右心功能不全，右心室及右心房增大。

4. 临床表现

病程初期心功能正常，晚期失代偿期时可出现心功能不全的临床表现。

5. X 线表现

（1）正位：左心室扩大，升主动脉扩张，主动脉弓突出。

（2）左前斜位：左心室向后扩大，升主动脉扩张（图 3-4-11）。

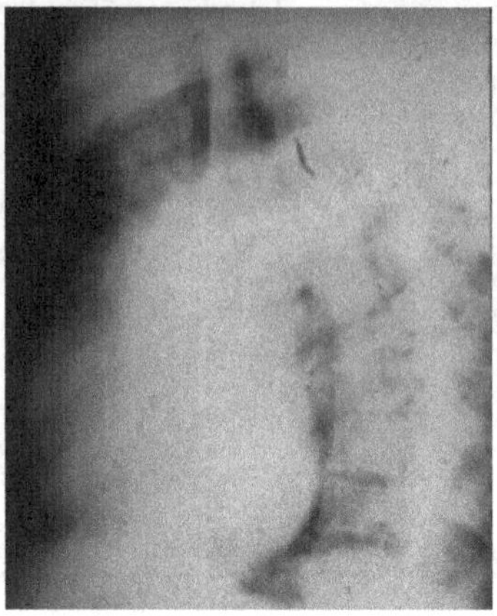

图 3-4-11 主动脉瓣关闭不全左前斜位

（3）主动脉造影：有造影剂向左心室逆流并可确定逆流血量的程度。心脏收缩期左心室内造影剂不能完全排出，左心室亦见扩大。亦可见主动脉瓣的肥厚及升主动脉扩张。

6. 超声心动图表现

（1）M 型超声心动图：左心室内径增大，主动脉增宽且搏动明显。重度主动脉瓣关闭不全时，主动脉瓣叶闭合线呈双线征，中间存在缝隙。

（2）二维心动超声图：主动脉瓣叶增厚，回声增强，严重关闭不全时，可见闭合处存在明显缝隙。左心室增大，代偿期室壁活动增强，晚期失代偿期时室壁活动减弱，心功能下降（图 3-4-12）。

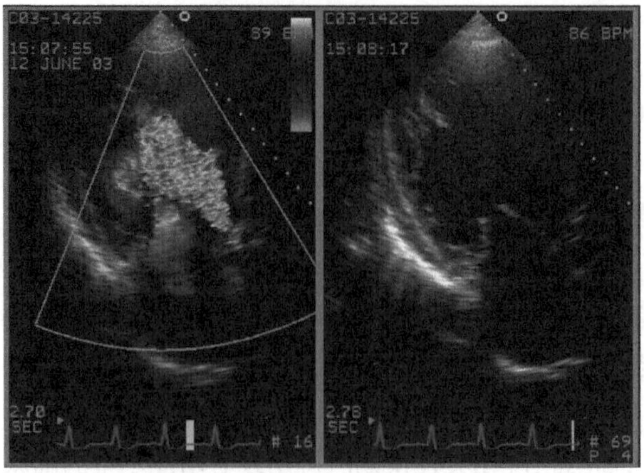

图 3-4-12 主动脉瓣关闭不全二维超声心动图及 CDFI

（3）彩色多普勒：显示舒张期左心室腔内起自主动脉瓣的五彩镶嵌状反流束。在心底短轴切面上，彩色多普勒可更清楚显示瓣叶闭合线上反流束的起源位置（图 3-4-12）。

（4）频谱多普勒：可于主动脉瓣口探及舒张期反流频谱信号。常在心尖五腔切面上运用连续多普勒监测主动脉瓣关闭不全的反流速度，左心功能代偿期其反流峰速多大于 4 m/s。

对于风湿性心脏病所致的继发性心脏瓣膜病变，CT 仅能显示心脏房室改变，而不能显示瓣膜受损的情况。MSCT 则可显示瓣膜的增厚、钙化等改变。MRI 的 SE 序列可以显示心房、心室大小及心腔内的血栓，MRI 电影可显示血流通过狭窄及关闭不全的瓣口后形成的低信号涡流。

二、肺源性心脏病

肺源性心脏病（cor pulmonale）简称肺心病，主要是指由支气管-肺组织或肺动脉血管病变所致肺动脉高压引起的心脏病。根据起病缓急和病程长短，可分为急性和慢性两类。临床上以后者多见，故本篇主要介绍慢性肺源性心脏病。

（一）病因

急性肺源性心脏病（acute cor pulmonale）主要是指由肺动脉主干或其主要分支突然栓塞，肺循环大部受阻，以致肺动脉压急剧增高、急性右心室扩张和右心室功能衰竭的心脏病。本病主要见于巨大肺栓塞患者，可因骨折、静脉炎、手术后等引起，但极少见。

慢性肺源性心脏病（chronic cor pulmonale）是由慢性支气管、肺、胸廓或肺动脉血管慢性病变所致的肺循环阻力增加、肺动脉高压，进而使右心肥厚、扩大，伴或不伴右心功能衰竭的心脏病。绝大多数自慢性支气管炎及并发肺气肿而来，支气管哮喘、支气管扩张、尘肺、肺结核、肺纤维化等亦可导致肺源性心脏病。

（二）病理

慢性肺源性心脏病因肺或肺动脉的慢性病变引起肺循环阻力增高，使右心室肥厚，导致心力衰竭。病理改变有慢性支气管炎，肺动脉及支气管动脉壁炎症，肺血管床减少。肺气肿长期缺氧使心脏肌肉变形，长期肺动脉压增高及心室负荷增加导致右心室及右心房肥大，可致右心衰竭。

（三）血流动力学改变

循环阻力增高，使肺动脉压增高、右心室负担加重，导致右心室及右心房扩大，最后产生右心心力衰竭。

（四）临床表现

慢性肺源性心脏病患者有长期慢性咳嗽、咳痰、哮喘、呼吸困难、乏力、食欲减退、消瘦等慢性呼吸系统疾病病史。病变加重后则出现呼吸困难、气急、心悸、紫绀，心力衰竭时可见颈静脉怒张、肝大、腹水、浮肿等。

体检见桶状胸，听诊可闻及干湿性啰音、肺动脉瓣区第二心音亢进和三尖瓣区收缩期杂音。心电图显示肺性 P 波、右心室肥厚等。

（五）影像学表现

1. X 线表现

主要表现为右心室增大，肺动脉段凸出，右下肺动脉增粗、扩张（超过 15 mm），肺门阴影扩大，外围肺血管细小，形成“残根征”。严重时可产生肺水肿、肺充血，使肺野中下部阴影密度增加。右心房、右心室均有不同程度增大，桶状胸，肺野透光度增加。（图 3-4-13）

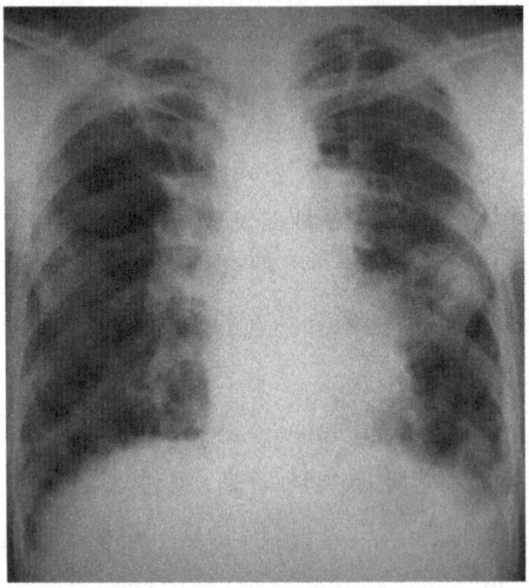

图 3-4-13　肺源性心脏病

2. CT 表现

胸部 CT 肺窗显示肺纹理稀疏、紊乱，肺部密度降低，并可合并肺大泡，胸廓前后径增大。纵隔窗显示肺动脉主干和左右肺动脉主支明显增粗，肺动脉主干直径大于 30 mm。增强扫描可见右心室壁增厚，大于左心室壁厚度的 1/2。

3. MRI 表现

SE 序列 T_1WI 可见主肺动脉内出现血流信号，提示有肺动脉高压；增强可见右心室壁厚度大于 5 mm，可等于或超过左心室壁厚度；室间隔向左心室侧凸出，右心房亦可扩大，腔静脉扩张；晚期，左心房、左心室亦扩张。GRE 序列 MRI 可见三尖瓣（收缩期）和肺动脉瓣（舒张期）的反流，同时可直观地反映右心室收缩和舒张的功能。

（六）鉴别诊断

根据典型的临床症状和影像学表现，肺源性心脏病一般不难诊断，但有时需与风湿性心脏病二尖瓣狭窄相鉴别。二尖瓣狭窄时，左心房、右心室增大，肺动脉段凸出，心左缘出现四弧征，右心缘出现双房影；并可见肺血管纹理增多等肺瘀血、肺循环高压征象。

三、高血压性心脏病

高血压性心脏病(hypertensive heart disease)一般出现在高血压病起病数年至十余年后,是由于血压长期升高使左心室负荷逐渐加重,左心室因代偿逐渐肥厚和扩张而形成的器质性心脏病。

(一) 病因

高血压按病因可分为原发性高血压和继发性高血压,绝大多数高血压病患者是属于原发性高血压,多与年龄增长、肥胖、吸烟及饮食中含盐量高有关。

(二) 病理

长期血压增高,可引起周身细小动脉硬化、管壁增厚,弹力纤维增生,管腔狭窄。心脏可有左心室肥大、供血不足,后期出现心功能代偿失调,导致心力衰竭,常合并有冠状动脉硬化。

(三) 血流动力学改变

全身小动脉痉挛、管腔变细小,使周围循环阻力增加,左心室收缩加强;久而久之导致左心室心肌肥厚、心室腔扩张,进而导致左心衰竭,使肺循环阻力也增加,引起肺瘀血。严重者可波及右侧心脏,最终引起右心衰竭,造成全心衰竭。

(四) 临床表现

代偿期症状较轻,如头晕、头痛、失眠、耳鸣等。有时可有心悸、胸闷、乏力及视力减退等症状。失代偿期时则出现呼吸苦难、咳嗽、咯血等。右心衰竭时则出现紫绀、全身水肿、肝脾肿大等症状。心电图显示左心室肥大,也可出现ST-T的左心室劳损表现。

(五) 影像学表现

1. X线表现

X线正位片上主要显示升主动脉向右侧突出,主动脉结增大、抬高左移,搏动增强。心腰凹陷明显,左心缘圆隆并向左下延伸。透视可见相反搏动点上移。左前斜位片上显示主动脉窗增大,主动脉弓明显弹开,心脏向左后下方突出,左心室缘膨隆与脊柱影重叠。轻度患者,肺纹理正常,重度患者可有不同程度的肺瘀血及间质性肺水肿等表现(图3-4-14)。

2. CT表现

CT显示左心室径线增大及升主动脉扩张。

3. MRI表现

可采用横轴位及右前斜位心长轴位扫描。在SE序列T_1WI上显示左心室壁包括室间隔普遍均匀增厚,左心室腔较小,心室壁心肌信号未见明显异常。升主动脉扩张,但不累及主动脉窦,并可测量其径线。肺部可无明显改变。左心室腔扩大,提示病变已到晚期，左心功能代偿不全，此时 MRI 可见左心室壁运动减弱，二尖瓣收缩期有反流，提示有相对二尖瓣关闭不全。

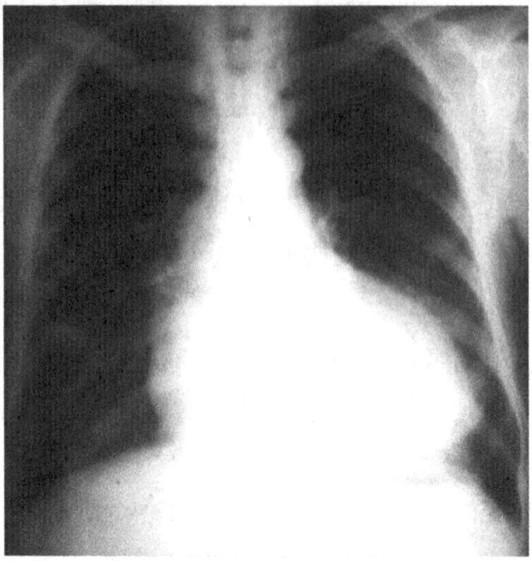

图 3-4-14　高血压性心脏病

四、冠状动脉粥样硬化性心脏病

冠状动脉粥样硬化性心脏病，是指因冠状动脉粥样硬化使血管腔狭窄或闭塞，导致心肌缺血缺氧或坏死而引起的心脏疾病，它和冠状动脉功能性改变（痉挛）一起统称为冠状动脉性心脏病，简称冠心病（coronary heart disease，CHD）。冠心病是严重危害人体健康的常见病、多发病，多发生在中老年，男性多见，好发于左冠脉前下支。

根据其病理解剖、病理生理和临床表现的不同，1979 年世界卫生组织（WHO）将冠心病分为无症状性心肌缺血（隐匿型冠心病）、心绞痛、心肌梗死、缺血性心力衰竭（缺血性心肌病）和猝死五种临床类型。

（一）冠状动脉分支

冠状动脉分为左、右两大支（图 3-4-15）。

左冠状动脉：自肺动脉干及左心房之间向外前方走行，分为前降支及回旋支。前降支自左心室前壁向下至心尖部，其间分出中隔支及房室束支；而回旋支则回旋于左心房，向左心室后壁、左心房及主动脉基底部分支。

右冠状动脉：向右外侧进入冠状沟，向后下走行，分支于右心室后壁及心尖部。其间也有向左、右心室和室间隔后半部分支。于心房部与左侧冠状动脉相吻合。

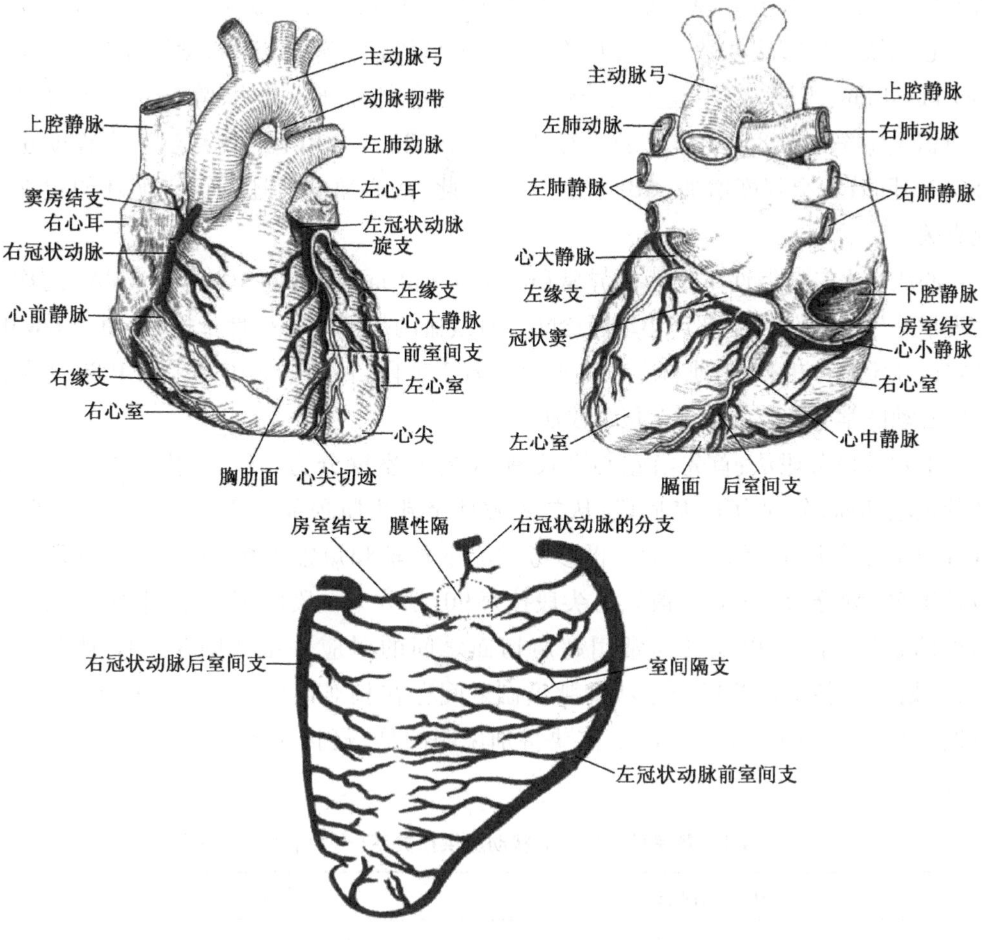

图 3-4-15　冠状动脉解剖

冠状动脉分支有多种变化，在此不作详述。

（二）病因

冠状动脉粥样硬化是全身血管硬化症之一，主要是由于内腔的狭窄、阻塞而引起冠状动脉循环障碍。它的发生与高血压病及高脂血症等均有密切关系，肥胖、大量吸烟、糖尿病等也会引起冠状动脉粥样硬化。

（三）病理

冠状动脉粥样硬化早期为内膜下脂质沉着，继而局部隆起形成粥样斑块。斑块好发部位依次为左前降支、右冠状动脉、左回旋支及左冠状动脉主干。病变多发生在近心端分叉处，导致管腔狭窄、血流受阻，冠状动脉储备功能降低。此时，当心脏负荷增加或冠状动脉痉挛，可引起急性暂时性心肌缺血，导致临床心绞痛发作。如长期反复缺血、缺氧可导致心肌变性及纤维化，心脏扩大、心力衰竭。如斑块发生出血、血栓形成或冠状动脉痉挛，使管腔闭塞，血流阻断，局部心肌缺血坏死，即发生急性心肌梗死。急性心肌梗死后，坏死心肌组织修复形成瘢痕称为陈旧性心肌梗死。

心肌缺血与冠状动脉狭窄程度有关，但不呈线性关系，与冠状动脉血流量（coronary blood flow，CBF）减少也不呈线性相关。动物实验研究表明，静息状态下冠状动脉面积狭窄率小于85%时（管腔直径狭窄小于60%），CBF相对稳定；狭窄程度超过85%时，随着狭窄程度增加，CBF急剧下降。此外，心肌缺血还与侧支循环的建立情况有关。

心肌缺血是节段性室壁运动异常（regional wall motion abnormality，RWMA）的病理生理学基础。RWMA是超声心动图诊断心肌缺血的敏感和特征性指标，为便于RWMA的定位和定量分析，人为地将左心室壁分为若干节段，目前临床上多采用1989年美国超声心动图学会推荐的十六节段分段法。

十六节段分段法：首先沿左心室长轴，将左心室壁分为三段，产生出左心室三个环状短轴切面，分别为① 基底段：从二尖瓣环至乳头肌顶部。② 中段：即乳头肌段。③ 心尖段：乳头肌下缘至心尖。再参考左心室长轴和短轴360°圆周，将基底段和中段按每60°划分为一段（12段），心尖段按每90°划分为一段（4段），共计16节段。各节段的定位、命名，以及其与常用超声切面之间的对应关系如图3-4-16所示。此外，所划分的各室壁节段与冠状动脉供血之间存在相对固定的良好对应关系，便于判断病变冠状动脉（表3-4-1）。需要特别说明的是，冠状动脉的分布存在较大解剖变异。

表3-4-1　各室壁节段与冠状动脉供血关系（十六节段分段法）

冠状动脉血管	供血节段
左前降支（LAD）	1、2、7、8、13、14、15、16段
左回旋支（LCX）	5、6、11、12段
右冠状动脉（RCA）	3、4、9、10段

随着临床上各学科之间的联系日益紧密，各种心脏影像学检查方法（如超声、核医学、CT、MRI）之间势必需要有一个统一的标准化心肌分段方法以便于交流。同时，心尖部心肌血流灌注情况也越来越引起临床的重视并受到广泛关注，为此，美国心脏病学会建议统一采用十七节段分段法（图3-4-17）。十七节段分段法是在十六节段分段法的基础上，将心尖顶部心肌（左心室心腔末端以外的心肌）单独作为一段进行分析。

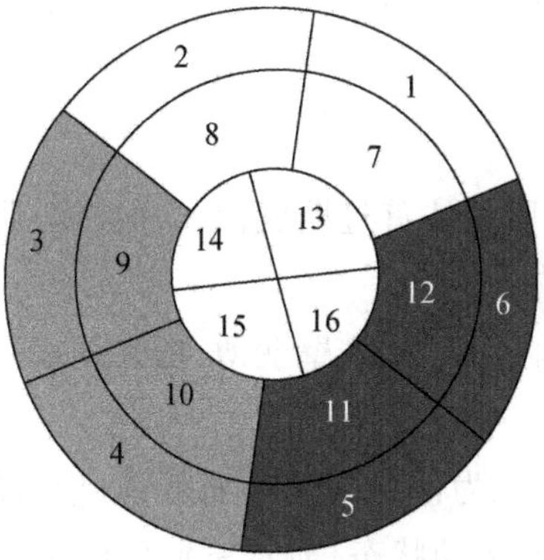

图 3-4-16　十六节段分段法示意图

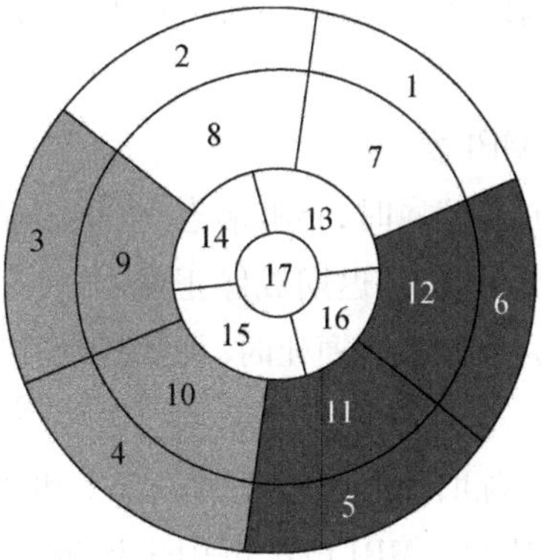

图 3-4-17　十七节段分段法示意图

1. 前壁基底段;2. 前间隔基底段;3. 室间隔基底段;4. 下壁基底段;5. 后壁基底段;6. 侧壁基底段;7. 前壁中段;8. 前间隔中段;9. 室间隔中段;10. 下壁中段;11. 后壁中段;12. 侧壁中段;13. 前壁心尖段;14. 室间隔心尖段;15. 下壁心尖段;16. 侧壁心尖段;17 心尖顶部段

(四) 临床表现

劳动、兴奋、吸烟过度、受寒或过饱时突然发生前胸部疼痛,波及胸部心前区,亦可向肩、颈、背及左上肢放射。主要表现为心绞痛;急性心肌梗死时可出现心律失常、心力衰竭、心源性休克、室壁瘤、心室破裂等;心力衰竭时可有劳力性呼吸困难、端坐呼吸、咳嗽、心界扩大等。心电图示 ST 段压低或升高,伴或不伴 T 波倒置,亦可为室性期前收缩,左束支和左前分支阻滞或心肌梗死等病变。

(五) 影像学表现

1. X 线表现

(1) X 线平片:大部分冠心病患者 X 线平片可无异常征象,少数心肌梗死患者 X 线可表现为心脏不同程度的增大,以左心室增大为主,左心衰竭时伴肺瘀血及肺水肿。继发室壁瘤时,X 线表现为左心缘局限性膨凸,透视见左心室缘搏动减弱甚至消失,反向搏动;左心室壁钙化及纵隔心包粘连。心肌梗死后室间隔穿孔者 X 线表现为心腔增大、肺血增多、肺瘀血及肺水肿。

(2) 心血管造影:冠状动脉造影是诊断本病的确诊性方法。冠脉造影可显示冠脉管腔不规则,半圆形“充盈”缺损,不同程度的偏心性狭窄及完全阻塞,动脉粥样斑块溃疡、龛影形成,痉挛,瘤样扩张或动脉瘤样形成,侧支循环形成。左心室造影主要观察左心室运动功能,二尖瓣、主动脉瓣功能,有无室壁瘤、附壁血栓及室间隔破裂等。

2. CT 表现

CT 可用于检测冠状动脉钙化及其程度,进而预测冠心病。平扫可发现沿冠脉走行的斑点状、条索状、不规则轨道形成或整条冠状动脉的钙化灶。增强 CT 扫描可用于分析左心室整体和节段功能,还可分析右心室功能。利用 CTA 技术可显示冠状动脉分支的狭窄与闭塞，以及斑块形成情况。冠脉 MDCTA 检查已成为冠心病筛查的最好无创检查手段。

3. MRI 表现

（1）心绞痛时，心脏形态、大小多属正常，心肌灌注首过期成像，缺血区心肌信号低于正常供血区，延迟期成像正常。

（2）急性心肌梗死时，梗死病灶在 T_2WI 上呈高信号，室壁变薄，增强扫描呈明显的高信号。

（3）陈旧性心肌梗死时，T_1WI 和 T_2WI 均表现为梗死病灶心肌变薄、信号减低，以 T_2WI 更明显。MRI 电影可用于评价心功能，室壁运动状态，显示室壁瘤或室间隔破裂等并发症。

4. 超声心动图表现

（1）冠状动脉检查　在二维超声图像上，正常左、右冠状动脉主干表现为两条平行线状回声，内径 4～5 mm，内壁光滑、规则，管腔内暗区清晰，管壁回声略高于周围组织回声。冠状动脉起始段病变者，二维超声可显示动脉壁不规则增厚、管腔狭窄，有明显斑块时可显示局部异常回声附着，暗区不清晰，有时可见钙化。CDFI 可显示左、右冠状动脉主干及近段分支内彩色血流信号，并可探及血流频谱。

（2）心绞痛与无症状性心肌缺血　室壁运动减弱或消失，室壁运动不协调，左心房扩大，左心室腔形态出现异常，心尖部扩大、圆钝。心脏收缩功能与舒张功能降低。

（3）心肌梗死　急性心肌梗死后，超声心动图几乎立即可检出 RWMA，典型表现为室壁收缩期变薄及矛盾运动。腔室大小及形态的改变与梗死范围、部位、程度及有无并发症有关。梗死范围广、程度重，可致相应心室形态异常、扩大。梗死区局部心功能明显降低，较大范围心肌梗死时，可出现整体左心功能降低。梗死区室壁回声改变。通常急性心肌梗死早期表现为心肌回声减弱，以后逐渐增强；陈旧性心肌梗死局部室壁内可出现点状、条带状高回声。部分急性心肌梗死患者可出现少量心包积液。

五、先天性心脏病

（一）先天性心脏病分类

1. 概述

先天性心脏病（congenital heart disease，CHD）是胎儿时期心脏及大血管发育异常而致的先天畸形，是小儿最常见的心脏病。国外的调查资料提示，先天性心脏病的发病率在活产婴儿中为 4.05%～12.3%，若包括出生前即死亡的胎儿，本病的发病率更高。国内对上海市两个区 20 082 名活产婴儿进行了调查，发现本病在出生后第 1 年的发病率为 6.9%，山西地区调查了 43 641 名婴儿，提示本病的发病率为 6.14%。按照该比率计算，我国每年有 10 万～15 万新生儿患有先天性心脏病，如未经治疗，约 1/3 的患儿在出生后1个月内因病情严重和复杂畸形而夭折。因此,对于复杂的心血管畸形,年长儿比婴儿少见。据国内外资料统计,新生儿期死亡的病例以大动脉转位为最多,其次是左心发育不良综合征。各类先天性心脏病的发病情况以室间隔缺损最多见,其次为房间隔缺损、动脉导管未闭和肺动脉瓣狭窄。法洛四联症则是存活的紫绀型先天性心脏病中最常见者。

近年小儿先天性心脏病的诊治研究取得了很大进展,先天性心脏病的治疗已向婴儿重症及复杂类型的手术治疗发展。由于电子计算机技术的发展,无创性心脏诊断技术如超声心动图、核素心血管造影及磁共振等得到了迅速发展。心脏导管术及选择性心血管造影术的发展使心脏血管畸形的诊断及血流动力学的检测更加完善。超声心动图检测已经能对绝大多数的先心病做出准确的诊断,并为外科手术提供足够的信息,已部分取代了心脏导管及造影术,而且能在胎儿期作出部分先心病的诊断。

作为一门新兴的医学,先天性心脏病介入导管关闭动脉导管、房间隔缺损、室间隔缺损、应用球囊导管扩张狭窄的瓣膜(如肺动脉瓣狭窄)和血管等技术的发展为先天性心脏病的治疗开辟了崭新的途径。心脏外科手术方面,体外循环、深低温麻醉下心脏直视手术的发展,以及带瓣管道的使用不仅使大多数常见先天性心脏病根治手术效果大为提高,而且对某些复杂心脏畸形亦能在婴儿期,甚至新生儿期进行手术,因此先天性心脏病的预后已大为改观。

2. 先天性心脏病分类

先天性心脏病的种类很多,且可有两种以上畸形并存,可根据左右两侧及大血管之间有无分流分为三大类。

(1) 左向右分流型(潜伏青紫型):正常情况下由于体循环压力高于肺循环,故平时血液从左向右分流而不出现青紫。当剧哭、屏气或任何病理情况下致使肺动脉或右心室压力增高并超过左心压力时,则可使血液自右向左分流而出现暂时性青紫,如室间隔缺损、动脉导管未闭和房间隔缺损等。

(2) 右向左分流(青紫型):某些原因(如右心室流出道狭窄)致使右心压力增高并超过左心,使血流经常从右向左分流时,或因大动脉起源异常,使大量静脉血流入体循环,均可出现持续性青紫,如法洛四联症和大动脉转位等。

(3) 无分流型(无青紫型):即心脏左、右两侧,动、静脉之间无异常通路或分流,如肺动脉狭窄和主动脉缩窄等。

(二) 房间隔缺损

房间隔缺损(atrial septal defect)是小儿时期常见的先天性心脏病,该病的发病率约为活产婴儿的1/1 500,占先天性心脏病发病总数的5% ~10%,是由房间隔在胚胎发育过程中发育不良所致。女性较多见,男女性别比例为1∶2。

1．病理分型

根据胚胎发生，房间隔缺损可分为以下四个类型：

（1）原发孔型房间隔缺损，也称为Ⅰ孔型房间隔缺损，约占15%，缺损位于心内膜垫与房间隔交接处。常合并二尖瓣前瓣裂或三尖瓣隔瓣裂，此时称为部分型心内膜垫缺损。

（2）继发孔型房间隔缺损，最为常见，约占75%。缺损位于房间隔中心卵圆窝部位，亦称为中央型。

（3）静脉窦型房间隔缺损，约为5%，分上腔型和下腔型。上腔静脉窦型房间隔缺损占4%，缺损位于上腔静脉入口处，右上肺静脉常经此缺损异位引流入右心房。下腔静脉型房间隔缺损发生率少于1%，缺损位于下腔静脉入口处，常合并右下肺静脉异位引流入右心房；此种情况常见于弯刀综合征（scimitar syndrome）。

（4）冠状静脉窦型房间隔缺损，又称为冠状静脉窦型缺损，约2%，缺损位于冠状静脉窦上端与左心房之间，造成左心房血流经冠状静脉窦缺口分流入右心房。可单独存在，但常合并其他畸形。可分为完全性和部分性两种。完全性冠状窦隔缺损，又称无顶冠状窦（unroofed coronary sinus），常合并左侧上腔静脉残存，左、右侧房室瓣狭窄或闭锁、完全性房室间隔缺损、无脾综合征、多脾综合征等。部分性冠状窦隔缺损，可单发或多发。

2．X线表现

对分流较大的房间隔缺损具有诊断价值。心脏外形轻至中度增大，以右心房及右心室为主，心胸比大于0.5。肺动脉段突出，肺叶充血明显，主动脉影缩小。透视下可见肺动脉总干及分支随心脏搏动而一明一暗的“肺门舞蹈”征，心影略呈梨形。原发孔型房间隔缺损伴二尖瓣裂缺者，左心房及左心室增大（图3-4-18）。

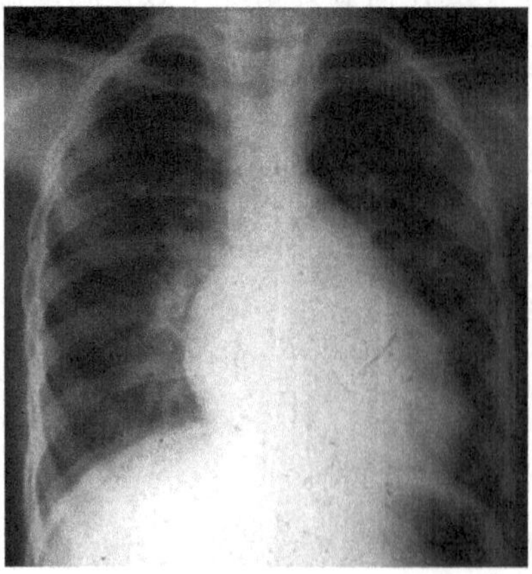

(a) 正位

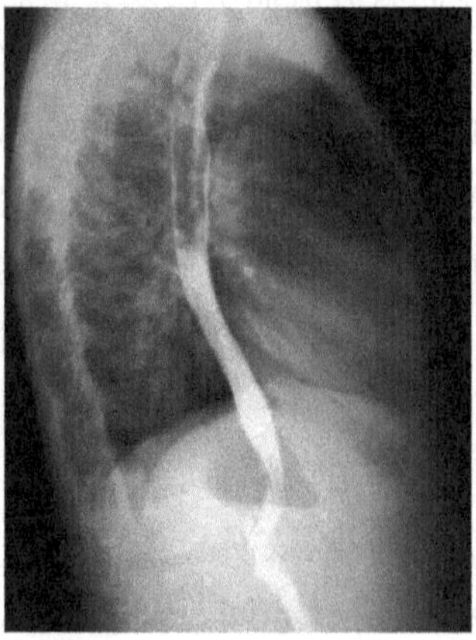

(b) 侧位

图3-4-18　房间隔缺损

3. 超声心动图

M 型超声心动图可以显示右心房、右心室增大及室间隔的矛盾运动。二维超声可以显示房间隔缺损的位置及大小，结合彩色多普勒超声可以提高诊断的可靠性并能判断分流的方向，应用多普勒超声可以估测分流量的大小，估测右心室收缩压及肺动脉压力。年龄较大的肥胖患者经胸超声透声较差者，可选用经食道超声心动图进行诊断。而动态三维超声心动图可以从左房侧或右房侧直接观察到缺损的整体形态，观察缺损与毗邻结构的立体关系及其心动周期的动态变化，有助于提高诊断的正确率（图 3-4-19）。

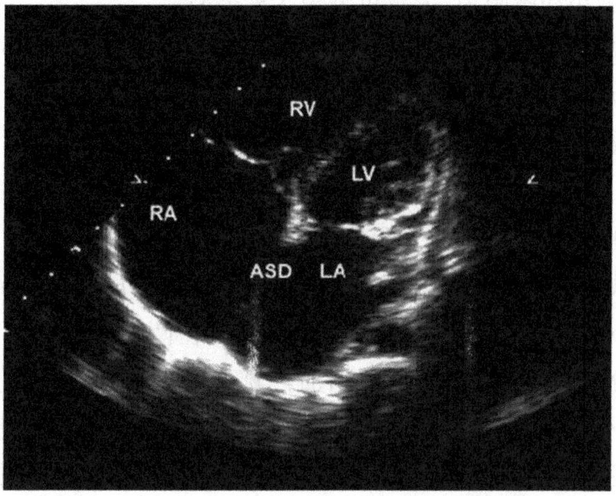

图 3-4-19　房间隔缺损超声心动图

4. MRI

年龄较大的患者，剑突下超声透声窗受限，图像不够清晰。磁共振可以清晰地显示缺损的位置、大小及其肺静脉回流情况而建立诊断。

5. 诊断与鉴别诊断

典型的心脏听诊、心电图、X 线表现可提示房间隔缺损存在，超声心动图可以确诊。应与肺静脉畸形引流、肺动脉瓣狭窄及小型室间隔缺损等鉴别。

（三）室间隔缺损

室间隔缺损（ventricular septal defect）由胚胎期室间隔（流入道、小梁部和流出道）发育不全所致，是最常见的先天性心脏病，约占我国先心病的 50%。可单独存在，单独存在约占 25%，其他近 2/3 的先天性心脏病合并室间隔缺损（室缺）。室缺分类的种类很多，但更趋向于与外科手术切口结合起来，更具实用性及直观性，如按缺损部位、缺损边缘组织的性质等。最多见为膜周部缺损，占 60% ~70%，位于主动脉下，由膜部向与之接触的三个区域（流入道、流出道或小梁肌部）延伸而成。肌部缺损，占 20% ~30%，又分为窦部肌肉缺损（即肌部流入道）、漏斗隔肌肉缺损（过去称为嵴上型或干下型）及肌部小梁缺损。

1．病理分型

正常人右心室的收缩压仅及左心室的1/6～1/4，肺循环阻力为体循环的1/10左右。若存在室缺，左心房血液进入左心室后，一部分从正常途径即左心室到主动脉至体循环，为有效循环，另一部分则自左心室经室缺分流入右心室到肺动脉至肺循环，为无效循环。此时两个循环量不再相等，肺循环血流量大于体循环血流量，从肺动脉瓣或二尖瓣血流量中减去主动脉瓣或三尖瓣血流量即分流量。分流量的多少取决于缺损面积、心室间压差及肺小动脉阻力，大致可分为3种类型：

（1）小型室缺（Roger病）：缺损直径小于5 mm或缺损面积小于0.5 cm^2/m^2体表面积。缺损小，心室水平左向右分流量少，血流动力学变化不大，可无症状。

（2）中型室缺：缺损直径5～15 mm或缺损面积0.5～1.0 cm^2/m^2体表面积。缺损较大，分流量较多，肺循环血流量可达体循环的1.5～3.0倍，但因肺血管床有很丰富的后备容受量，肺动脉收缩压和肺血管阻力可在较长时期不增高。

（3）大型室缺：缺损直径大于15 mm或缺损面积大于1.0 cm^2/m^2体表面积。缺损巨大，缺损口本身对左向右分流量不构成阻力，血流在两心室自由交通，即非限制性室缺。大量左向右分流量使肺循环血流量增加，当超过肺血管床的容量限度时，出现容量性肺动脉高压，肺小动脉痉挛，肺小动脉中层和内膜层渐增厚，管腔变小、梗阻。随着肺血管病变进行性发展则渐变为不可逆的阻力性肺动脉高压。当右室收缩压超过左室收缩压时，左向右分流逆转为双向分流或右向左分流，出现紫绀，即艾森曼格（Eisenmenger）综合征。

2．X线表现

小型室缺心肺X线检查无明显改变，或肺动脉段延长或轻微突出，肺野轻度充血。中型缺损心影轻度到中度增大，左、右心室增大，以左室增大为主，主动脉弓影较小，肺动脉段扩张，肺野充血。大型缺损心影中度以上增大，呈二尖瓣型，左、右心室增大，多以右室增大为主，肺动脉段明显突出，肺野明显充血。当肺动脉高压转为双向或右向左分流时，出现艾森曼格综合征，主要特点为肺动脉主支增粗，而肺外周血管影很少，宛如枯萎的秃枝，心影可基本正常或轻度增大（图3-4-20）。

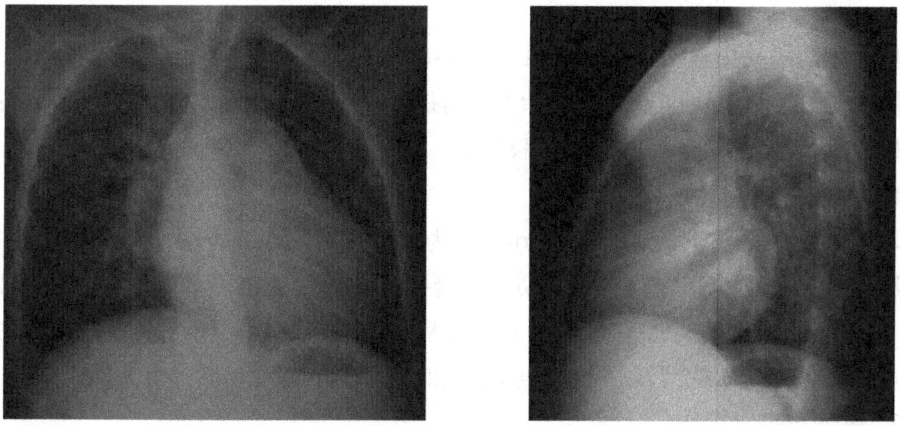

(a) 正位　　(b) 侧位

图 3-4-20　室间隔缺损

3. 超声心动图

可解剖定位和测量大小，但小于 2 mm 的缺损可能不被发现。二维超声可从多个切面显示缺损直接征象——回声中断的部位、时相、数目与大小等。彩色多普勒超声可显示分流束的起源、部位、数目、大小及方向，一般为收缩期五彩镶嵌的左向右分流束。频谱多普勒超声可测量分流速度，计算跨瓣隔压差和右室收缩压，估测肺动脉压。还可通过测定肺动脉瓣口和二尖瓣口血流量计算肺循环血流量（Q_p）；通过测定主动脉瓣口和三尖瓣口血流量计算体循环血流量（Q_s）。正常时 $Q_p/Q_s \approx 1$，若此值增高，≥1.5 时提示为中等量左向右分流，≥2 时提示为大量左向右分流（图 3-4-21）。

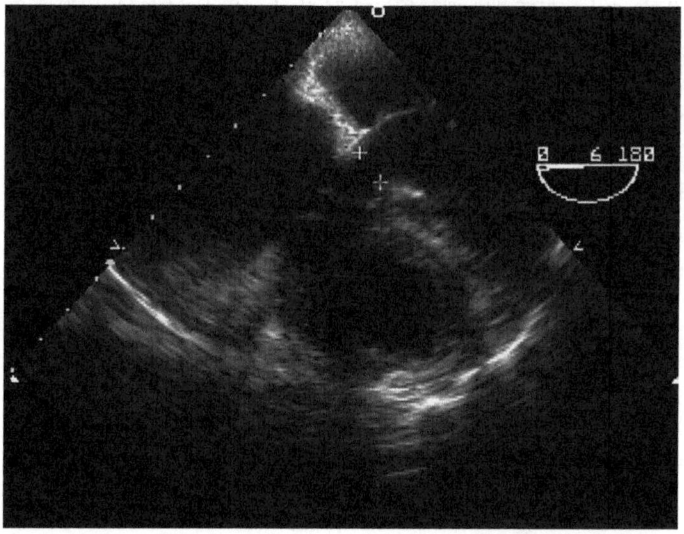

图 3-4-21　室间隔缺损超声心动图

4. 诊断与鉴别诊断

典型室间隔缺损根据临床表现及超声心动图即可确诊。轻度肺动脉瓣狭窄、肥厚性心肌病等心前区亦可闻及收缩期杂音,应注意鉴别;大室间隔缺损合并肺动脉高压者应与原发性肺动脉高压及法洛四联症鉴别。

(四) 动脉导管未闭

动脉导管未闭(patent ductus arteriosus)为小儿先天性心脏病常见类型之一,占先天性心脏病发病总数的15%。胎儿期动脉导管被动开放是血液循环的重要通道,出生后大约15小时即发生功能性关闭,80%在出生后3个月解剖性关闭,出生后1年,在解剖学上应完全关闭。若持续开放,并产生病理和生理改变,即称动脉导管未闭。

1. 病理分型

未闭动脉导管的大小、长短和形态不一,一般分为三型:

(1) 管型:导管长度多在1 cm左右,直径粗细不等。

(2) 漏斗型:长度与管型相似,但其近主动脉端粗大,向肺动脉端逐渐变窄。

(3) 窗型:肺动脉与主动脉紧贴,两者之间为一孔道,一般直径较大。

动脉导管未闭大都单独存在,但有10%的病例合并其他心脏畸形,如主动脉缩窄、室间隔缺损和肺动脉狭窄。

2. X线表现

动脉导管细者心血管影可正常。大分流量者心胸比率增大,左心室增大,心尖向下扩张,左心房亦轻度增大。肺血增多,肺动脉段突出,肺门血管影增粗。当婴儿有心力衰竭时,可见肺瘀血表现,透视下左心室和主动脉搏动增强。肺动脉高压时,肺门处肺动脉主干及其分支扩大,而远端肺野肺小动脉狭小,左心室有扩大肥厚征象。主动脉结正常或凸出(图3-4-22)。

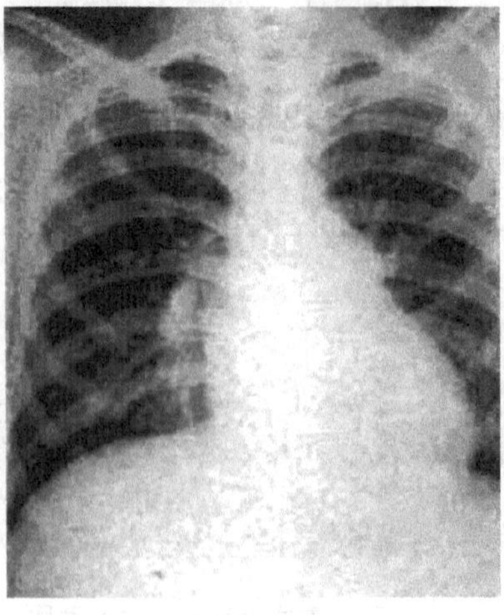

图3-4-22 动脉导管未闭

3. 超声心动图

对诊断很有帮助。二维超声心动图可以直接探查到未闭合的动脉导管，常选用胸骨旁肺动脉长轴观或胸骨上主动脉长轴观。脉冲多普勒在动脉导管开口处也可探测到典型的收缩期与舒张期连续性湍流频谱。叠加彩色多普勒可见红色流注出自降主动脉，通过未闭动脉导管沿肺动脉外侧壁流动；在重度肺动脉高压时，当肺动脉超过主动脉，可见蓝色流注自肺动脉经未闭导管进入降主动脉（图 3-4-23）。

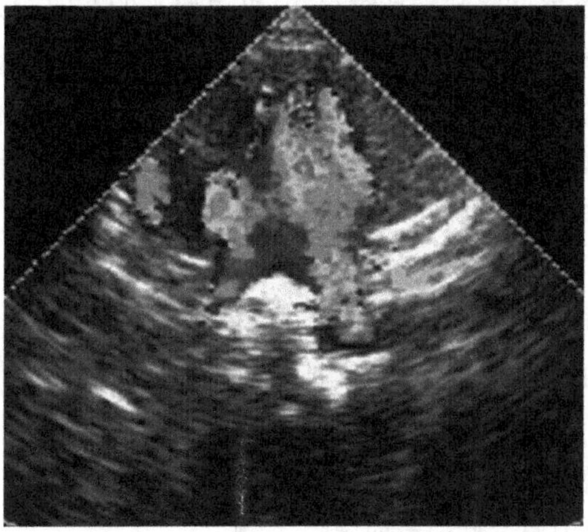

图 3-4-23　动脉导管未闭超声心动图

4. 心血管造影

逆行主动脉造影对复杂病例的诊断有重要价值，在主动脉根部注入造影剂可见主动脉与肺动脉同时显影，未闭动脉导管也能显影（图 3-4-24）。

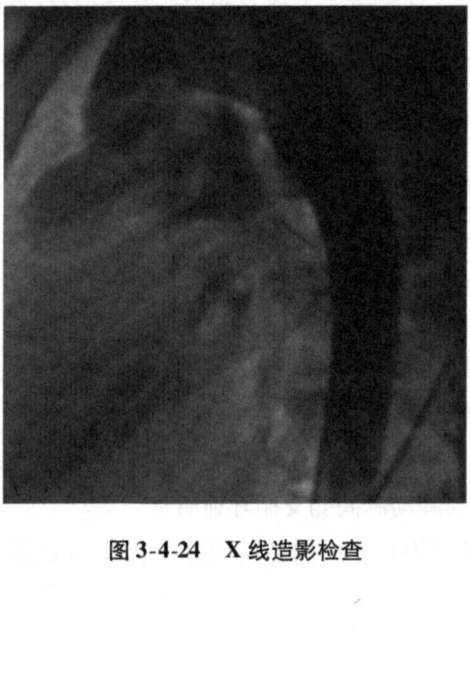

图 3-4-24　X 线造影检查

5. 诊断与鉴别诊断

根据典型杂音、X 线及超声心动图表现，可以做出正确诊断，右心导管可进一步确定病情。临床上成人期诊断本病需与主动脉瓣关闭不全合并室间隔缺损、主动脉窦瘤（Valsalva 窦瘤）破裂等可引起连续性杂音的病变鉴别。

（五）艾森曼格综合征

严格的意义上艾森曼格综合征并不能称为先天性心脏病，而是一组先天性心脏病发展的后果。如先天性室间隔缺损持续存在，可由原来的左向右分流，因进行性肺动脉高压发展至器质性肺动脉阻塞性病变，出现右向左分流，从无青紫发展至有青紫时，即称为艾森曼格综合征。其他如房间隔缺损、动脉导管未闭等也可有类似的情况。因此，本征也可称为肺动脉高压性右向左分流综合征。在先天性心脏病手术尚未普及时，临床上本征较多见，近年来已逐渐减少。

1. 病理解剖

除原发的室间隔缺损、房间隔缺损或动脉导管未闭等原有畸形外，可见右心房、右心室均明显增大；肺动脉总干和主要分支扩大，而肺小动脉壁增厚，内腔狭小甚至闭塞。

2. X 线表现

右心室、右心房增大，肺动脉干及左、右肺动脉均扩大，肺野轻度瘀血或不瘀血，血管纹理变细，左心情况因原发性畸形而定。

3. 超声心动图

除原有畸形表现外，肺动脉扩张、相对性肺动脉瓣及三尖瓣关闭不全支持本征诊断。

4. 诊断与鉴别诊断

根据病史、临床上晚发青紫结合 X 线及超声心动图检查，诊断一般无困难。鉴别诊断主要与先天性青紫型心脏畸形鉴别，一般亦无困难。

（六）法洛四联症

法洛四联症（tetralogy of Fallot，TOF）是婴儿期后最常见的青紫型先天性心脏病，约占所有先天性心脏病的 10%。1888 年法国医生 Etienne Fallot 详细描述了该病的病理改变及临床表现，故而得名。

1. 病理解剖

法洛四联症由四种畸形组成：

（1）右心室流出道梗阻：狭窄范围可自右室漏斗部入口至左、右肺动脉分支。可为漏斗部狭窄、动脉瓣狭窄或两者同时存在。常有肺动脉瓣环、肺动脉总干的发育不良和肺动脉分支的非对称性狭窄。狭窄的严重程度差异较大，严重者肺动脉闭锁，可同时伴动脉导管未闭或主动脉与肺动脉间侧支循环血管。

（2）室间隔缺损：缺损为膜部周围型缺损并向流出道延伸，多位于主动脉下，有时可向肺动脉下方延伸,称对位不良型室间隔缺损。

（3）主动脉骑跨:主动脉根部粗大且顺时针方向旋转右移并骑跨在室间隔缺损上,骑跨范围在15% ~95%。

（4）右心室肥厚:属继发性病变。以上四种畸形中仅室间隔缺损及右心室流出道狭窄是必须存在,室间隔缺损必须足够大使左右心室的压力相等;右心室流出道狭窄是决定患儿的病理生理、病情严重程度及预后的主要因素。而且,狭窄可随时间推移逐渐加重。

本病可合并其他心血管畸形,如25%的四联症患者为右位型主动脉弓;其他如左上腔静脉残留、冠状动脉异常、房间隔缺损、动脉导管未闭、肺动脉瓣缺如等。

2. X线表现

心脏大小一般正常或稍增大,典型者前后位心影呈"靴状",即心尖圆钝上翘;肺动脉段凹陷,上纵隔较宽,肺门血管影缩小,两侧肺纹理减少,透亮度增加。年长儿可因侧支循环形成,肺野呈网状纹理,25%的患儿可见到右位主动脉弓阴影(图3-4-25)。

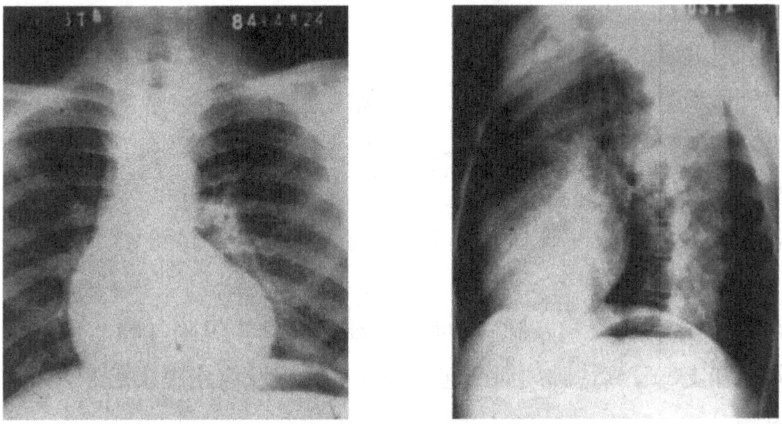

(a) 正位　　(b) 右前斜位

图3-4-25　法洛四联症正位、左前斜位

3. 超声心动图

二维超声左室长轴切面可见到主动脉内径增宽,骑跨于室间隔之上,室间隔中断,并可判断主动脉骑跨的程度;大动脉短轴切面可见到右室流出道及肺动脉狭窄。此外,右心室、右心房内径增大,左心室内径缩小,彩色多普勒血流显像可见右心室直接将血液注入骑跨的主动脉内。

4. 心血管造影

典型表现是造影剂注入右心室后可见到主动脉与肺动脉几乎同时显影。通过造影剂能见到室间隔缺损的位置、增粗的主动脉阴影,且主动脉影位置偏前、稍偏右。可了解肺动脉狭窄的部位、程度及肺动脉分支的形态。选择性左心室及主动脉造影可进一步了解左心室发育的情况及冠状动脉的走向。此外，通过造影可发现伴随的畸形，这对制订手术方案和估测预后至关重要。

5．诊断与鉴别诊断

根据临床表现、X线及心电图检查可提示本症，超声心动图检查基本上可确定诊断。鉴别诊断应考虑与大动脉错位合并肺动脉瓣狭窄、右心室双出口及艾森曼格综合征相鉴别。

（张慧丽　陆凤霞）

任务5　纵隔病变

一、纵隔气肿

（一）临床与病理

纵隔内气体积聚即称为纵隔气肿。产生纵隔气肿的原因：

（1）纵隔区的穿透伤、肋骨骨折、支气管破裂及食管破裂。正常食管含气很少，故破裂一般很少形成纵隔气肿。

（2）各种相关手术如气管切开术和甲状腺手术等，气体可沿颈部某些间隙进入纵隔。

（3）结核性空洞、肺大泡及肺囊肿等破入纵隔可产生纵隔气肿，间质性肺气肿时气体可沿血管鞘和支气管到达肺门而引起纵隔气肿。腹腔内或腹膜后积气时亦可借正常孔道进入纵隔。

（4）充气造影或其他纵隔穿刺亦可形成纵隔气肿。

发生纵隔气肿后患者可突然感到胸骨后闷胀、疼痛并向颈部放射，严重时出现气急、发绀、上腔静脉淤积、烦躁不安、吞咽困难、声音嘶哑等症状。可伴发皮下气肿。

（二）影像学表现

1．X线表现

正位胸片上可表现为纵隔内透亮的气体影，一般以左侧纵隔及上纵隔明显。侧位胸片可见胸骨后出现透亮区。纵隔内部结构可因纵隔积气而清晰显示。气体可向颈部蔓延形成皮下气肿，或向下弥散于心脏和膈之间（图3-5-1）。

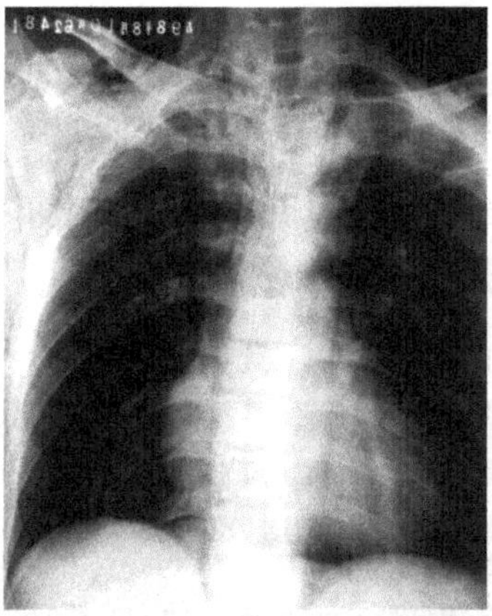

(a) 正位

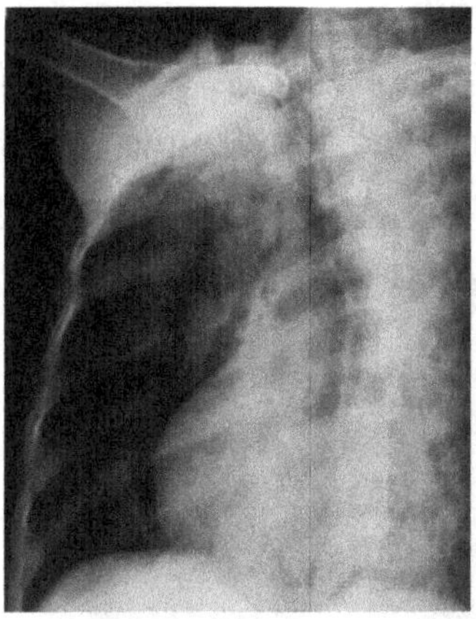

(b) 斜位

图 3-5-1　纵隔气肿正位、斜位

2. CT 表现

CT 检查不仅能直接观察到纵隔内气体密度影的存在，还可清晰分辨它与周围结构的关系，同时可显示胸壁及颈部有无皮下与深部组织间的气肿存在。

二、纵隔原发肿瘤

纵隔肿瘤指原发于纵隔内的肿瘤，在该类肿瘤中，除血管瘤、纤维瘤、淋巴瘤、黄色瘤和迷走组织在纵隔内形成的肿瘤可在纵隔任何部位发生外，其他肿瘤好发部位常有一定的规律性。在纵隔肿瘤中，比较常见的有神经源性肿瘤、淋巴瘤、畸胎瘤、胸腺瘤等。其临床表现依肿瘤大小、部位及良恶性的不同而异。其引起的症状以压迫症状为主，可压迫上腔静脉、肺静脉、心脏、气管、食管及神经等而引起相应的症状。

（一）纵隔肿瘤的分类

（1）前纵隔肿瘤：有胸内甲状腺、胸腺瘤和畸胎瘤。胸内甲状腺位于前纵隔的上部；胸腺瘤和畸胎瘤多位于前纵隔中部，少数可位于前纵隔的中部或下部。

（2）中纵隔肿瘤：常见的有恶性淋巴瘤和支气管囊肿。

（3）后纵隔肿瘤：最常见的为神经源性肿瘤，好发于脊柱旁沟。食管囊肿可发生在后纵隔内，但常位于脊柱之前方。

（二）常见纵隔原发肿瘤的影像学表现

1. 胸内甲状腺

X 线胸片表现为上纵隔增宽，并有软组织影向一侧或两侧突出，严重时可出现气管受压。CT 检查肿块大多位于气管前方或侧方，邻近结构受压移位。CT 冠状位及矢状位重建可显示其与颈部甲状腺组织直接或间接相连。病变多为稍高密度，常伴囊变、出血和钙化。增强肿块实质部分呈持续明显强化。

2．胸腺瘤

X 线后前位胸片可见纵隔增宽，侧位片可见前纵隔内肿块影。CT 可见肿瘤呈类圆形，可有分叶，多位于前纵隔中部，部分可有囊变，增强扫描实性部分呈均匀性强化。侵袭性胸腺瘤呈浸润性生长，侵犯胸膜时可见胸膜下结节及胸腔积液（图 3-5-2、图 3-5-3）。

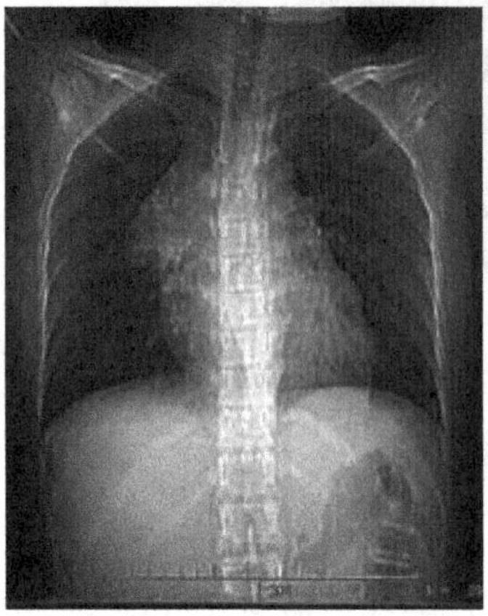

图 3-5-2　胸腺瘤正位

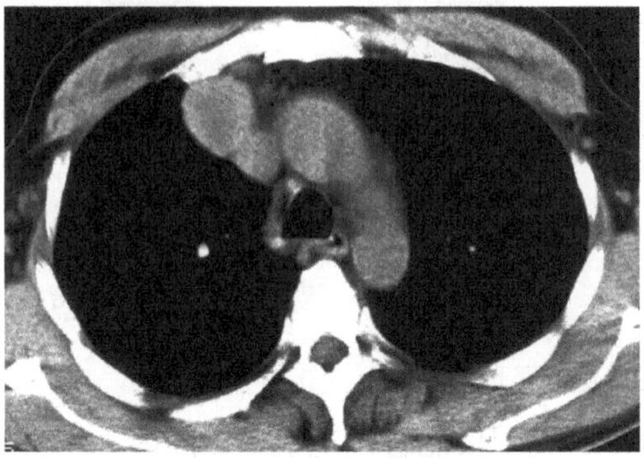

图 3-5-3　胸腺瘤 CT

3．畸胎瘤

肿瘤多位于前纵隔，尤其是心脏大血管交界的前、中纵隔处（图 3-5-4）。肿瘤常呈类圆形，可有轻度分叶，其内发现牙齿骨骼影则有诊断意义。CT 多表现为厚壁囊肿。其内的脂肪成分 CT 值多为-50～-25 Hu，骨骼或钙化成分 CT 值大于 100 Hu，浸润性生长常提示恶性，增强扫描呈不均匀强化（图 3-5-5）。

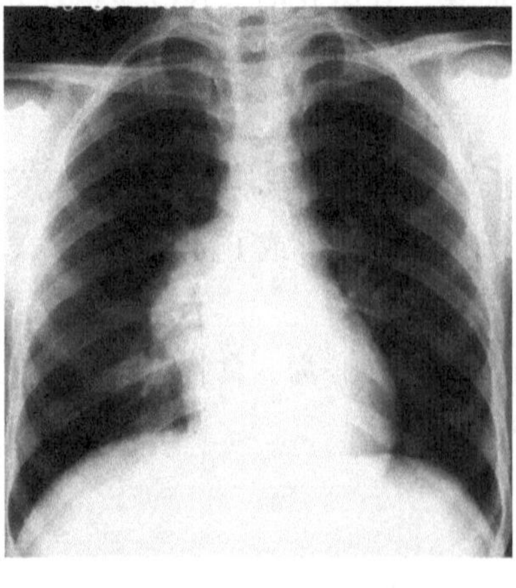

图 3-5-4　畸胎瘤正位

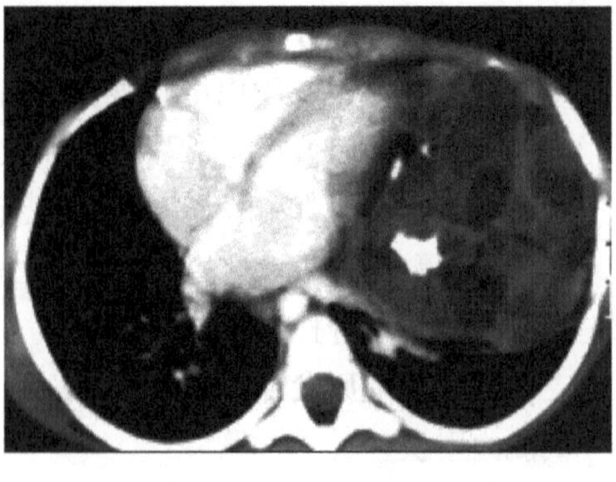

图 3-5-5　畸胎瘤良性 CT

4．淋巴瘤

X 线表现主要为纵隔影增宽，边缘呈波浪状或分叶状。CT 表现主要为前纵隔及支气管旁组对称性淋巴结肿大，可融合成块，肿块较大时可发生坏死。增强扫描可见轻度强化，亦可侵犯心包、胸膜及肺组织。腋窝常可见结节影。MRI 能显示肿大淋巴结的分布，在 T_1WI 上呈等信号，在 T_2WI 上呈中高信号。

5. 神经源性肿瘤

胸部平片显示肿瘤多位于后纵隔脊柱旁，呈类圆形或哑铃状，可见椎间孔扩大，骨质吸收或破坏。CT 表现为脊柱旁沟内肿块，呈密度均匀类圆形。良性者边缘光滑锐利，可压迫邻近骨质造成骨质吸收，压迹光整；恶性者呈浸润性生长，边界不清，密度不均。病变侵及椎管内外时，CT 可清楚显示病变呈哑铃状。MRI 多呈长 T1 长 T2 表现。

（杨立伟）

参考文献

[1] 谢宝玙. 胸部X线诊断基础. 第2版. 北京:人民卫生出版社,2002.
[2] 姜玉新,王志刚. 医学超声影像学. 北京:人民卫生出版社,2010.
[3] 王兴武. 医学影像诊断学. 第2版. 北京:人民卫生出版社,2009.